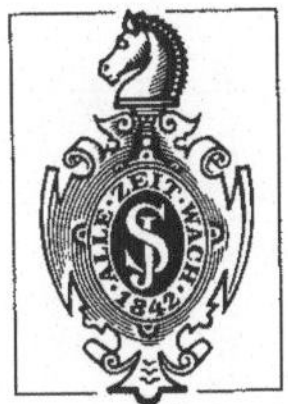

N. Schad   G. Viviani

Die Herzsilhouette

Radiologische Zeichen

Mit 144, zum Teil farbigen Abbildungen
in 231 Einzeldarstellungen

Springer-Verlag Berlin Heidelberg New York
London Paris Tokyo Hong Kong

Prof. Dr. med. Nikolaus Schad
Radiologische Abteilung am Städtischen Krankenhaus Passau
Bischof-Piligrim-Straße 1, D-8390 Passau 2
und
Dir. Istituto Scienze Eidologiche e Radiologiche, Universita Siena,
Le Scotte, I-53100 Siena

Dr. med. Gino Viviani
Chefarzt der Radiologischen Abteilung, Ospedale Desio,
I-20033 Desio/Milano

Titel der italienischen Originalausgabe: La silhouette cardiaca. Semeiotica
radiologica. © 1985 C.E.A. Casa Editrice Ambrosiana, Milano

ISBN-13: 978-3-540-50569-3   e-ISBN-13: 978-3-642-74302-3
DOI: 10.1007/978-3-642-74302-3

CIP-Titelaufnahme der Deutschen Bibliothek
Schad, Nikolaus: Die Herzsilhouette: radiologische Zeichen/N. Schad; G. Viviani.
Berlin; Heidelberg; New York; London; Paris; Tokyo; Hong Kong: Springer, 1989
ISBN-13: 978-3-540-50569-3

NE: Viviani, Gino

Gesamtherstellung: Appl, Wemding

2121/3140-543210 – Gedruckt auf säurefreiem Papier

Geleitwort

Wie die Autoren dieses Buches in ihrem Vorwort betonen, könnte es anachronistisch erscheinen, die Besprechung der einfachen Röntgenuntersuchung des Herzens heute wieder aufzugreifen – in einer Zeit, in der andere, sehr verfeinerte Techniken des kardialen Imaging vorliegen.

Diese Besprechung ist jedoch sehr aktuell und nützlich, da sie sich in den Problemkreis der Anwendung instrumenteller Untersuchungen in der Medizin einfügt. Die neuen Technologien sollten nicht vergessen lassen, daß wichtige Informationen aus den traditionellen Untersuchungen – wie denen der Radiologie – abgeleitet werden können, sicher mit geringeren Kosten für die Gesellschaft und zweifelsohne mit einem leichteren Zugang für die Mehrheit der Patienten: dies natürlich unter der Voraussetzung, daß die Röntgenbilder korrekt und komplett interpretiert werden können. Das ist allerdings nicht leicht, wenn man über eine rein deskriptive Analyse hinausgehen will, welche Gefahr läuft, die diagnostischen Fragen ungelöst zu lassen.

Der Radiologe, der einen gültigen Befund über Röntgenbilder des Herzens abgeben möchte, muß eine eingehende Kenntnis der pathophysiologischen Mechanismen der verschiedenen Kardiopathien besitzen, um Abweichungen der Herzsilhouette und der Lungengefäßzeichnung vom Normalen erklären zu können. Er muß überdies die Möglichkeit haben, immer wieder die eigenen Interpretationen mit den definitiven anatomisch-funktionellen Diagnosen zu vergleichen. Dies wäre der Typ des kardiovaskulären Radiologen, den Prof. Schad besser repräsentiert als irgendein anderer, dem ich auf diesem Gebiet begegnet bin.

Eine andere wichtige Erwägung betrifft den Kardiologen. Kein kardiologischer Facharzt, selbst wenn er mit der Materie nicht extrem vertraut ist, wird sich mit dem Befund eines Elektrokardiogramms, das von anderen erstellt wurde, abfinden. Mit Recht wird er die EKG-Streifen prüfen, die er vielleicht korrekter zu interpretieren vermag, da er klinische Elemente kennt, die dem Ausführenden der Untersuchung unbekannt geblieben sind. Entsprechend kann und darf der Kardiologe nicht darauf verzichten, die Röntgenbilder erneut kritisch zu betrachten, wobei er sich darauf beschränken wird, einen nicht unbedingt kompletten Befund zu registrieren.

Kurzum, wenn man über die Radiologie des Herzens und ihrer bis heute obligatorischen Stellung bei der Diagnostik von Herzerkrankungen sprechen will, um die morphofunktionellen Veränderungen exakter zu benennen, muß man die kardiologischen Kenntnisse des Radiologen und die radiologischen Kenntnisse des Kardiologen integrieren.

Das Buch „Die Herzsilhouette" wird selbst in seiner scheinbaren Einfachheit dieser Forderung voll gerecht, vor allem dank der didaktischen Klarheit von Prof. Schad, dessen großes Verdienst auch darin besteht, daß er komplizierte Sachverhalte leicht verständlich wiedergeben kann.

Sehr wichtig, wenn auch aus dem Titel des Buches nicht zu ersehen, ist das Kapitel, das der radiologischen Beurteilung der Lungendurchblutung gewidmet ist – ein Gebiet, das häufig in den konventionellen Lehrbüchern völlig vernachlässigt wird.

Die zahlreichen Zeichnungen sind in bezug auf die Bilder sehr effektiv. Die Röntgenbilder im Quiz-Kapitel sind ausgezeichnet.

In Kürze, ein sehr wichtiges Buch, aus dessen Zeilen man die jahrelange, eingehende kardiologische und radiologische Erfahrung und die Weite der Ansichten derer erkennt, die es geschrieben haben. Es fällt mir nicht schwer zuzugeben, daß ich aus diesem Buch wertvolle Kunstgriffe und Interpretationsregeln gelernt habe, die mich im Berufsalltag begleiten.

A. Reale
Titolare della II Cattedra per lo Studio delle
Malattie dell'Apparato Cardiovasculare presso
L'Università degli Studi di Roma

Vorwort

Das Studium des Herzens und der großen thorakalen Gefäße, das von Anbeginn alle an radiologischer Diagnostik Interessierte beschäftigte, wurde infolge der technischen Entwicklung und der Einführung der Kontrastmittel so verfeinert, daß es mehr und mehr nur einigen Spezialisten vorbehalten blieb. Die neuen Techniken der modernen Bildgebung, wie die der Computertomographie, Nuklearmedizin, digitalen Angiographie, des Ultraschalls und der Kernspinresonanz, führten und werden zu einer immer stärkeren Selektion der Anwender dieses Zweiges der „Radiologie" führen.

Deshalb könnte man zu Unrecht annehmen, daß das Studium der Form und der Dimensionen des Herzens auf dem üblichen Thoraxbild und das der Bewegung der Herzabschnitte während einer Durchleuchtung vernachlässigt werden dürften, da diese Methoden bereits überholt seien.

Es entsteht so die Gefahr, daß der Radiologe glaubt, sich vor einem Thoraxbild nicht um die Aspekte des Herzschattens, des Lungenkreislaufs und des dazugehörigen Hilus kümmern zu müssen und sich mit einer sehr allgemein gehaltenen Beschreibung der Form und des Volumens des Herzens und der Änderungen des Lungendurchflusses begnügt, ohne diese zu interpretieren. So kann es geschehen, daß der Radiologe nicht einmal versucht, die Ursachen - myokardiale, valvuläre, hämodynamische - zu erwägen, die zu den Veränderungen der Form und der Dimensionen der einzelnen Herzabschnitte und der Gefäße geführt haben und daß er, selbst wenn er diese erkennt, diese Aufgabe dem Kardiologen überläßt.

Auf diese Weise wird die diagnostische Information des einfachen Thoraxbildes über eine eventuelle Kardiopathie lediglich registriert und beschrieben, aber nicht interpretiert. Bestimmte, mehr spezifische Zeichen werden zwar gesehen, aber deren Bedeutung wird nicht erkannt. Und schließlich können bestimmte Zeichen, deren Bedeutung nicht bekannt ist, auch einfach übersehen werden.

Entsprechend der Lungenradiologie, bei der bestimmten Zeichen ein physiopathologisches Korrelat zugeordnet wurde, halten wir es für notwendig, auch in der Radiologie des Herzens zu verfahren.

Deshalb sollte die analoge Information des Röntgenbildes immer zum Bild normaler anatomischer Verhältnisse in Bezug gesetzt werden, wie es im Gedächtnis des Radiologen und Kardiologen schematisch gespeichert ist, und Abweichungen von diesen „symbolischen Bildideen" sollten in ihrer physiopathologischen Bedeutung bewertet werden, um das charakteristische, spezifische oder sogar pathognomonische Zeichen einer bestimmten pathologischen Situation erkennen zu können.

Die Schwierigkeit liegt darin, ein ideales „symbolisches" Bild eines jeden Zeichens oder einer Zeichengruppe zu formen, dem eine ganz bestimmte Bedeutung zukommt; die Aufgabe bestand somit darin, aus der umfassenden analogen Information, die uns das Röntgenbild vermittelt, durch Reduktion einfache und leicht merkbare Bildmuster zu erhalten.

Das Ziel dieser Arbeit war es, sich auf das Wesentliche, auf ein Schema der verschiedenen Fälle der Herzpathologie zu beschränken, um sich in der Analyse, wenn nötig, auf typische „symbolische" Bilder stützen zu können. Der Versuch, die Bilder auf ein graphisches Modell zu reduzieren, das in der Wirklichkeit nicht existiert, ihr aber ähnelt, verschiebt die Beobachtung von einer sensitiven auf eine intellektuelle Ebene – was natürlich beinhaltet, auf Zeichen zu verzichten, die, wenn auch vorhanden, nicht zum Verständnis der Information beitragen.

Der Titel „Silhouette" erschien uns auch hinsichtlich der Etymologie des Wortes gerechtfertigt: Monsieur Etienne de Silhouette, französischer Finanzminister etwa in der Mitte des 18. Jahrhunderts, hatte in drastischer Weise verfügt, die Ausgaben auf das Wesentliche zu reduzieren.

Auch wir haben in diesem kleinen Buch das Wesentliche gesucht; sei es in sprachlicher, sei es in „symbolischer" Hinsicht, weshalb Text und Abbildungen auf den einfachsten Ausdruck, auf ihre „Silhouette" gebracht wurden.

Deshalb wurde das umfangreiche Material schematisch unterteilt in die radiologische „Zeichenlehre" der Rechtsbelastungen, der Lungengefäßzeichnung und der Linksbelastung; und zur Vervollständigung wurden Hinweise über Herzverkalkungen, Herzwandaneurysmen und über die Herzdurchleuchtung beigefügt.

Typische Radiogramme, von denen einige Schemata gezeichnet wurden, finden sich am Ende des Buches mit einigen Quizfragen, die zur Diagnose führen sollen. Damit kann der Leser gewisse Zeichnungen der „Silhouette" mit dem Röntgenbild vergleichen oder das Bild nach der beschriebenen Methodik analysieren.

Da es sich nicht um ein Textbuch handelt, sondern lediglich um eine didaktische Darstellung, die auf Vollständigkeit keinen Anspruch erhebt, erschien es nicht nötig, die sehr zahlreichen Literaturstellen zu zitieren. Deshalb empfehlen wir das Studium in den radiologischen und kardiologischen Lehrbüchern zu vertiefen, in denen man nicht nur nützliche, detaillierte Erkenntnisse, sondern auch Literaturangaben über spezielle Probleme findet.

Wir hoffen, daß unsere Arbeit von praktischem Nutzen ist. Die deutsche Übersetzung aus dem Italienischen wurde auf Wunsch von Radiologen, Kardiologen und Internisten von uns selbst erstellt.

Passau und Mailand   *N. Schad*
im Frühjahr 1989   *G. Viviani*

Inhaltsverzeichnis

1 Einführung – Allgemeine Regeln 1

2 Die Rechtsbelastung 4

Definition 4
Strukturen der radiologischen Untersuchung 4
Der rechte Herzrand 6
   Fehlerhafte Aufnahmetechnik 6
   Extrakardiale Faktoren 7
   Kardiovaskuläre Faktoren 8
Infundibulum oder Pulmonalarterienkonus 8
Die Herzrotation und der Aortenbogen 9
Die Vergrößerung des rechten Vorhofes 10
Die Dilatation der Vena cava superior 12
Die Herzbucht 14
Die vordere schrägrechte Projektion des Thorax 16
Die große Konvexität des linken Herzrandes 17
Die proportionale Erweiterung oder Verengung
der rechtsseitigen Ausflußbahn 18
   Der Links-rechts-Shunt auf Vorhofebene 18
   Die Fallot-Tetralogie 19
Die nichtproportionale Erweiterung des Infundibulums
und der Pulmonalarterie 21
   Die Ebstein-Anomalie 21
Die Erweiterung des Pulmonalarterienstammes
und seiner Hauptäste 23
   Die Pulmonalklappenstenose 26
   Die arterielle pulmonale Hypertension 26
Abschließende Betrachtungen 28

3 Die Lungendurchblutung 32

Die Lungenarterien und -venen 32
Die hypervaskularisierte Lunge 34
   Die Lunge bei venöser pulmonaler Hypertension
   oder Stauung 34

Die apikale Hypervaskularisation   35
Das interstitielle Ödem   38
Das alveoläre Ödem   42
Die Lunge bei vermehrtem Zufluß   44
Die hypovaskularisierte Lunge   45
Die Lunge bei arterieller pulmonaler Hypertension   45
Die Lunge bei aktiv vermindertem Zufluß   48
Abschließende Betrachtungen   50

4 Die Linksbelastung   52

Definition   52
Strukturen der radiologischen Untersuchung   52
Der linke Herzrand   52
Die Druckbelastung   56
Die thorakale Aorta   56
Die Volumenbelastung   58
Die Rotation des Herzens und des Aortenbogens   60
Die Aorteninsuffizienz und -stenose   61
Der linke Vorhof   62
Die Mitralstenose und -insuffizienz   65
Die vordere schräglinke Projektion   68
Das Thoraxseitenbild   72
Der Ventrikelseptumdefekt und der offene Ductus Botalli . . .   74
Abschließende Betrachtungen   75

5 Die Herzdurchleuchtung und die kardialen Verkalkungen . .   77

Die Herzverkalkungen   81
Die Perikardverkalkungen   82
Die Koronarverkalkungen   84
Die intramuralen Verkalkungen   86
Die Klappenverkalkungen   88

6 Die Aneurysmen des linken Ventrikels   89

7 Interpretierte Kasuistik   93

1 Einführung – Allgemeine Regeln

Für das Verständnis des Textes ist es von Nutzen, die Gründe für die besondere Anordnung des Materials zu kennen.

Die kardiovaskulären Erkrankungen führen zu einer Störung der Hämodynamik, die Änderungen der Dimension, Lage und Form der Herzkammern und großen Gefäße verursacht, die ihrerseits wieder das Aussehen der „Herzsilhouette" bestimmen. Radiologe und Kardiologe müssen demnach in der Lage sein, die Veränderungen der „Herzsilhouette" zu erfassen, um die gestörte Hämodynamik zu erkennen und möglichst die zugrundeliegende Erkrankung feststellen zu können, entsprechend folgendem Schema:

Erkrankung ⇆ gestörte Hämodynamik ⇆ Änderung der Dimension, Lage, Form der Herzkammern und großen Gefäße ⇆ Änderungen des radiologischen Bildes.

Der diagnostische Weg beginnt auf einer dorsoventralen Aufnahme am besten am rechten Herzrand und schreitet dem Blutstrom folgend über rechten Vorhof und Ventrikel (Rechtsüberlastung), die Pulmonalarterie bis zu den Lungen fort. Dann sollte man den linken Herzrand prüfen, d.h. linken Vorhof und Ventrikel (Linksüberlastung), und endlich die Aorta thoracalis beurteilen.

Entsprechend diesem methodischen Vorgehen werden zuerst die Zeichen der Rechtsbelastung, dann die Lungengefäßbilder und schließlich die Zeichen der Linksbelastung besprochen.

Gewisse Ausnahmen ließen sich nicht umgehen, wie die der Mitralstenose, die zu einer Rechtsbelastung führt, aber im Kapitel der Linksbelastungen mit abgehandelt wurde, da in diesem die Vergrößerung des linken Vorhofs besprochen ist. Auch die beidseitigen Belastungen werden in dem späteren Kapitel der Linksbelastungen erwähnt, da sie die Kenntnis der diagnostischen Zeichen beider Belastungsarten erfordern.

Die Herzverkalkungen, die besser bei der Durchleuchtung zu beurteilen sind (obgleich teilweise auf Röntgenbildern zu erkennen) wurden im Kapitel über die Herzdurchleuchtung abgehandelt.

Die Zeichen der Ventrikelaneurysmen finden sich in einem eigenen Kapitel.

Für die radiologische Beurteilung der Herzschatten gelten folgende allgemeine Regeln:

1) Herzkammern und große Gefäße können nur beurteilt werden, wenn sie an der Herzsilhouette randbildend sind. Nicht randbildende Herz-Gefäßstrukturen können durch Drehung des Patienten in andere Projektionen randbildend und damit beurteilbar werden.

2) Die dorsoventrale Silhouette oder sagittale Projektion allein erlaubt wegen der Schräglage des Herzens im Thorax nicht, die Vergrößerung einer Herzkammer

mit Sicherheit auszuschließen, ebenso nicht wegen der Überlagerungsmöglichkeit mit der Wirbelsäule eine Verkalkung am Herzen. Zur Ausschlußdiagnose ist immer eine 2. Projektion nötig, die mindestens um 45 Grad von der sagittalen differiert.

3) Eine Vergrößerung des Herzschattens bedeutet nicht ausschließlich eine Vergrößerung der Herzkammern. Sie kann durch einen Perikarderguß oder durch Überlagerung mit einer extrakardialen Masse bedingt sein. Bei einer Verkleinerung der Herzsilhouette während Therapie kann eine Besserung der Funktion angenommen werden, vor allem, wenn sich auch das Lungengefäßbild bessert.

4) Ein normal großes Herz bedeutet nicht unbedingt ein gesundes Herz. Die Kontraktilität und/oder Compliance der Ventrikel können herabgesetzt sein, d.h., es können eine Ischämie, Hypertrophie oder Kardiomyopathie im Anfangsstadium vorliegen. Man suche nach Zeichen der venösen Hyperämie (und Kongestion) in den Lungenoberfeldern.

5) Eine besondere Prominenz eines Gefäßes oder einer Herzkammer kann auch durch Verlagerungs- oder Rotationseffekte verursacht sein. Bleibt aber diese Prominenz bei Drehung des Patienten aus der Sagittalen um 45 Grad erhalten, dann ist sie durch eine echte lokale Vergrößerung eines Herzgefäßabschnittes bedingt (nützlich vor allem zur Beurteilung der Pulmonalprominenz, oder wenn eine extrakardiale Masse dem Herzen aufliegt).

6) Eine ungewohnte Prominenz erfordert eine Beurteilung in mehreren Projektionen (rotierende Durchleuchtung), um genauen Sitz und Ausdehnung zu erkennen. Bleibt sie im Rahmen der normalen Begrenzung einer Herzkammer, kann sie dem Herzen angehören (z. B. Ventrikelaneurysmen). Überschreitet sie in ungewohnter Weise die Herzgrenzen, ist Überlagerung durch eine extrakardiale Masse in Betracht zu ziehen (z. B. Thymome).

7) Jede Verkalkung im Bereich der Herzsilhouette erfordert die genaue Beurteilung des Sitzes, der Ausdehnung und, wenn möglich, auch des Bewegungsmusters.

8) Eine Verkalkung, die sich in das Zentrum des Herzschattens projiziert und bei Drehung dort bleibt, liegt im Zentrum und im Bereich der Aortenklappe (Bewegungsrichtung zur Aorta ascendens).

9) Eine Verkalkung, auch wenn sie pulsiert, kann nicht zum Herzen gehören (mitgeteilte Pulsation). Bei rotierender Durchleuchtung wird sie dann in irgendeiner Projektion außerhalb des Herzschattens zu liegen kommen.

10) Eine Verkalkung, die bei Drehung des Patienten an den Herzrand rückt, liegt auf diesem und kann dann exakt lokalisiert werden. Es handelt sich um eine Koronar- oder periepikardiale Verkalkung.

Im Anschluß an diese allgemeinen Regeln wäre noch zu betonen, daß, wenn das dorsoventrale Thoraxbild keine diagnostisch ausreichende Information vermittelt, die Untersuchung durch Bilder in schrägen Projektionen zu ergänzen ist, je nach den offenen Fragen in vorderer schrägrechter (RAO) oder schräglinker (LAO) Projektion.

Auch sollte die gezielte Herzdurchleuchtung nicht vernachlässigt werden, da sie dank der vielen möglichen Projektionen und der Einblendung auf den interessierenden Herzgefäßabschnitt von diesem eine dreidimensionale Information liefert. Diese gezielte Durchleuchtung ist immer indiziert, wenn die Thoraxbilder Fragen offen lassen, vor allem zum Ausschluß einer Anomalie und zur Analyse von Verkalkungen oder ungewohnten Prominenzen des Herzschattens.

2 Die Rechtsbelastung

Definition

Unter Rechtsbelastung versteht man eine pathologische Zunahme der Druck- oder Volumenwerte im rechten Ventrikel (Herzen).

Die *Druckbelastung* kann durch ein Hindernis im Ausflußtrakt des rechten Ventrikels (infundibuläre Pulmonalstenose), am Klappenostium (Pulmonalklappenstenose) oder weiter distal (supravalvuläre oder periphere Pulmonalstenose) bedingt sein. In der Peripherie kann ein präkapillares (arterielle pulmonale Hypertension) oder postkapillares Hindernis vorliegen, wie im Fall der Mitralstenose (venöse pulmonale Hypertension).

Zur *Volumenbelastung* kommt es, wenn der rechte Ventrikel in Diastole ein zusätzliches Volumen aufnehmen muß (diastolische Volumenbelastung), das bedingt sein kann durch:

1) einen Vorhofseptumdefekt mit Links-rechts-Shunt;
2) Lungenvenentransposition mit Einstrom des Shuntblutes in den rechten Vorhof;
3) Trikuspidalinsuffizienz, d.h. ein Pendelblut zwischen rechtem Ventrikel, Vorhof, V. cava inferior und suprahepatischen Venen;
4) Pulmonalklappeninsuffizienz mit einem Pendelblut zwischen Pulmonalarterie und rechtem Ventrikel;
5) Rechtsversagen mit vermehrtem Restblut.

Strukturen der radiologischen Untersuchung

Die radiologische Diagnose einer Rechtsbelastung und die Differenzierung der möglichen Ursachen stützt sich auf die Analyse folgender Herzgefäßabschnitte: obere Hohlvene, rechter Vorhof, rechter Ventrikel, rechte Ausflußbahn, Pulmonalartienstamm mit den 2 Hauptästen (Abb. 2.1 a). Darüber hinaus muß die Lungendurchblutung beurteilt werden, die im folgenden Kapitel besprochen wird.

Nur Herzgefäßabschnitte, die den Silhouettenrand bilden, können beurteilt werden, weshalb der rechte Ventrikel, der unter normalen Umtänden auf dem dorsoventralen Bild nicht randbildend ist, in dieser Projektion nicht beurteilbar ist.

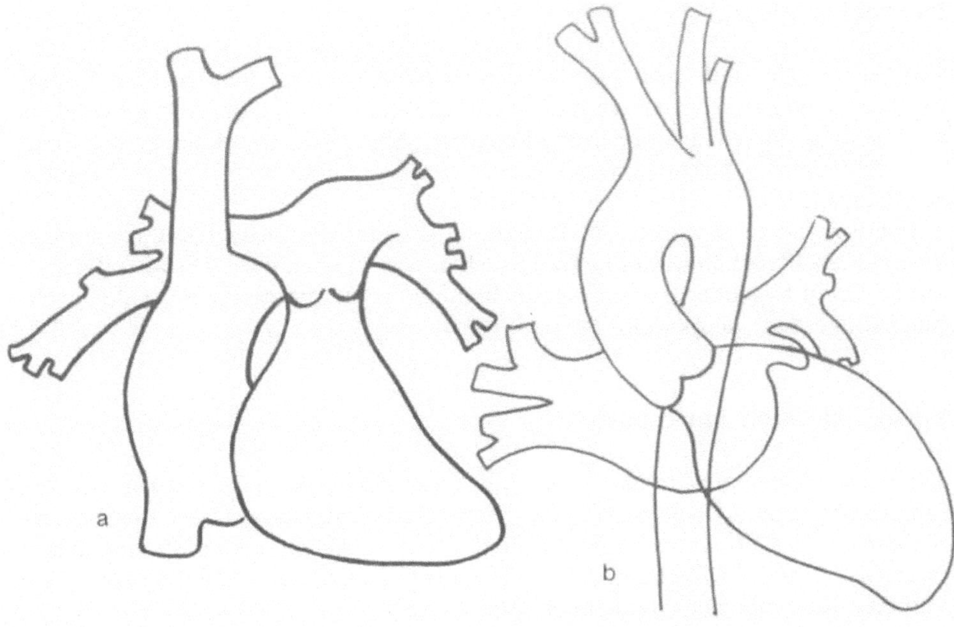

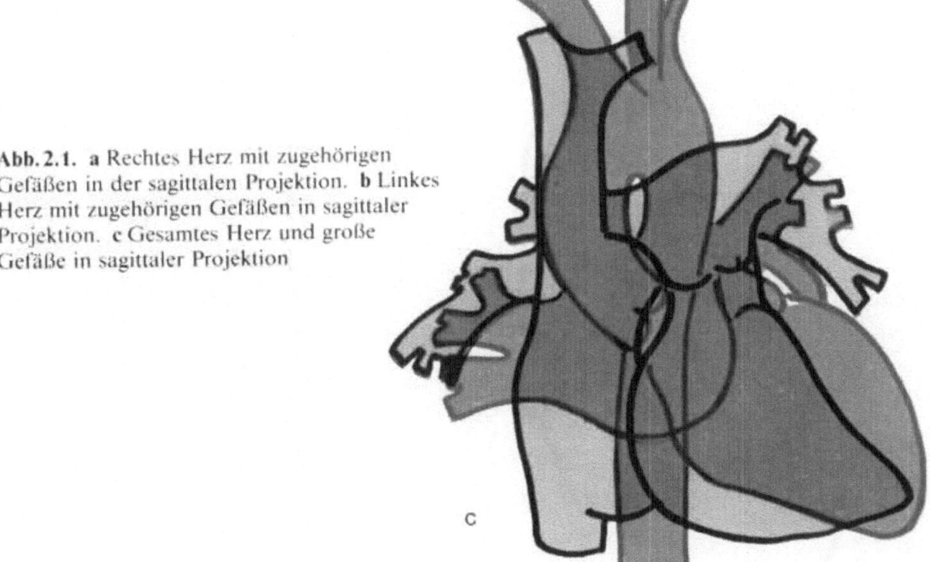

Abb. 2.1. a Rechtes Herz mit zugehörigen Gefäßen in der sagittalen Projektion. **b** Linkes Herz mit zugehörigen Gefäßen in sagittaler Projektion. **c** Gesamtes Herz und große Gefäße in sagittaler Projektion

Der rechte Herzrand

Der rechte Herzrand wird von der oberen Hohlvene und dem rechten Vorhof gebildet; beim Erwachsenen wird ein weiteres Segment durch die Aorta ascendens gebildet, die die V. cava superior überlagert (Abb. 2.1 c). Die 3 Segmente, wenn auch manchmal schlecht trennbar, können am Herzrand durch Kerben begrenzt sein (Abb. 2.2).

Eine besondere diagnostische Bedeutung gewinnt die *Distanz des Herzrandes vom rechten Wirbelsäulenrand.* Drei Ursachen beeinflussen diese Distanz, die man am besten in folgender Reihenfolge in Betracht zieht: unkorrekte Aufnahmetechnik, extrakardiale und kardiovaskuläre Faktoren.

Fehlerhafte Aufnahmetechnik

Die korrekte sagittale Projektion ist eine wesentliche Voraussetzung zur Beurteilung des Herzgefäßschattens und der Lungengefäßzeichnung. Das Kriterium der Symmetrie der Aufnahme beruht auf dem gleichen Abstand beider Sternoklavikulargelenke von der Mittellinie durch die Dornfortsätze; beim Säugling sollen die vorderen Rippenbogen symmetrisch sein.

Die Aufnahme ist nicht symmetrisch, wenn der Patient leicht nach rechts oder links gedreht ist, wodurch rechts von der Wirbelsäule der rechte Herzrand mit seinen Segmenten mehr oder weniger stark hervortritt (Abb. 2.3 a, b).

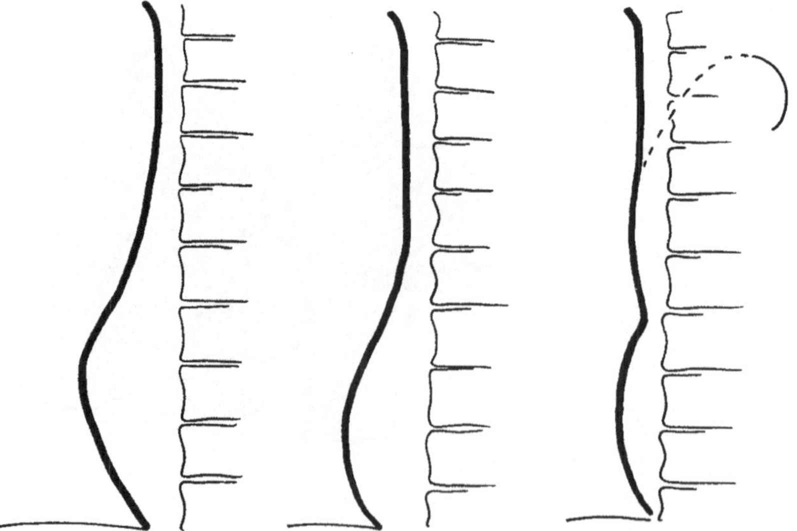

Abb. 2.2. Segmente des rechten Herzrandes

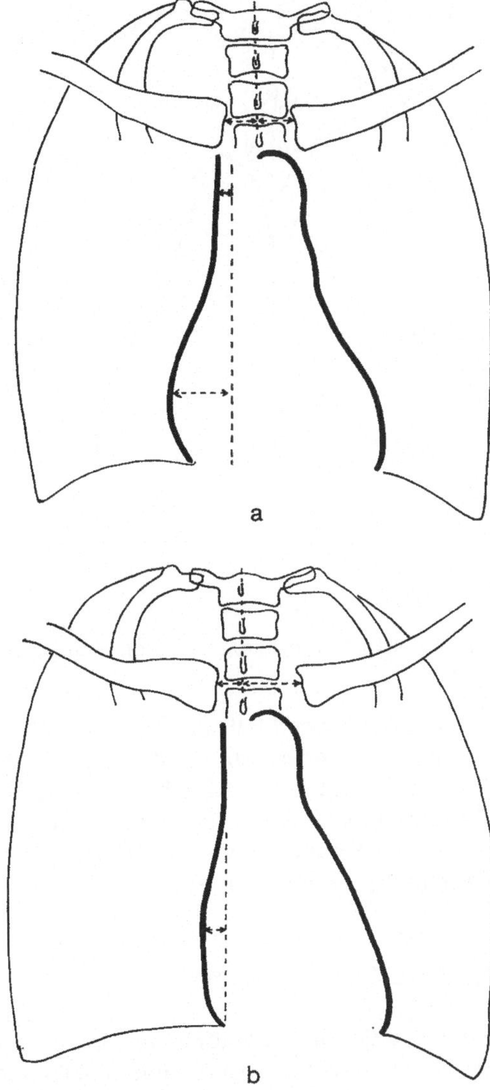

a

b

Abb. 2.3. a Symmetrische Thoraxaufnahme. **b** Asymmetrische Thoraxaufnahme bei nach links gedrehtem Patienten. Der rechte Herzrand liegt näher an der Wirbelsäule, springt weniger hervor und die Pulmonalarterie füllt die Herzbucht

Extrakardiale Faktoren

Die Rotation des Herzens nach links kann durch extrakardiale Faktoren bedingt sein, vor allem durch eine Abnahme des sagittalen Thoraxdurchmessers bei der Trichterbrust (Abb. 2.4a, b), Abnahme der Dorsalkyphose und durch einen konstitutionell flachen Thorax. Dabei führt die Abnahme des Thoraxvolumens zur Linksrotation des Herzens, das auch nach links und dorsal verlagert ist.[1]

---

[1] Zur gleichen Verlagerung mit Rotation zur hypoplastischen Seite kommt es auch bei Hypoplasie einer Lunge.

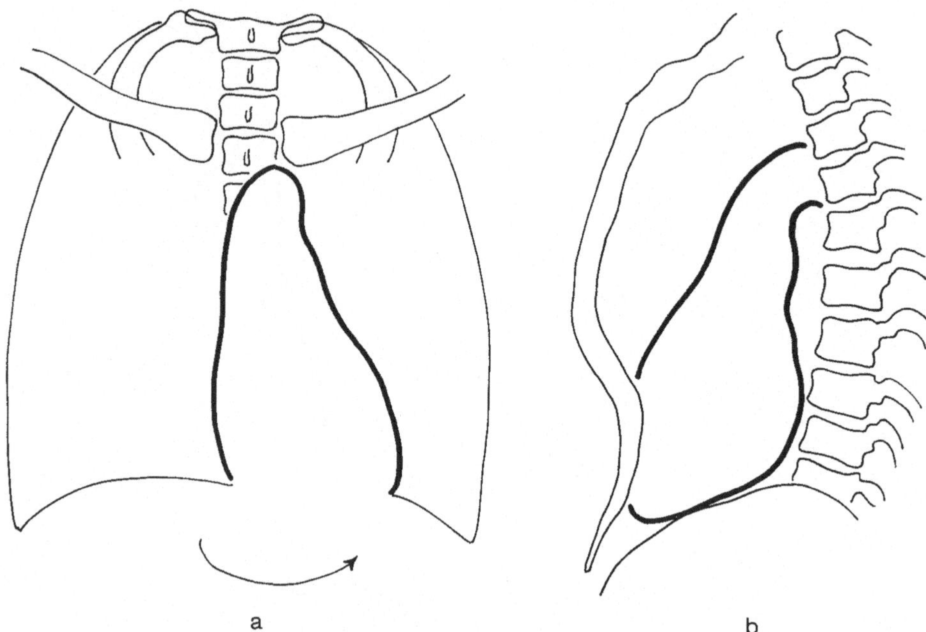

Abb. 2.4. a Trichterbrust: sagittale Projektion. **b** Trichterbrust: laterale Projektion

Auch der Zwerchfellstand beeinflußt die Lage und damit das Aussehen des rechten Herzrandes. Ein rechtsseitiger Zwerchfellhochstand verlagert und rotiert das Herz nach links, wodruch der rechte Herzrand in seiner „Breite" abnimmt in Umkehrung zum linksseitigen Zwerchfellhochstand.

Analoge Veränderungen beobachtet man auch bei Mesokardie, bei der beide Zwerchfelle auf gleicher Höhe stehen.

Kardiovaskuläre Faktoren

Wenn extrakardiale Faktoren ausgeschlossen wurden, müssen die kardialen Ursachen in Betracht gezogen werden. Der rechte Ventrikel mit seiner unmittelbar retrosternalen Lage dehnt sich, sobald er durch eine Volumenbelastung an Größe zunimmt, aus Platzmangel nach vorne (vor allem links) aus und verdrängt einen normal großen oder vergrößerten linken Ventrikel nach dorsal, wodurch eine Linksrotation resultiert. Dadurch nimmt die „Breite", d. h. Abstand des rechten Herzgefäßrandes vom rechten Wirbelsäulenrand ab.

Infundibulum oder Pulmonalarterienkonus

Normalerweise setzt sich der vorne gelegene rechte Ventrikel über den Ausflußkonus oder das Infundibulum in die etwas mehr dorsal gelegene Pulmonalarterie fort. Wenn der rechte Ventrikel durch einen Shunt auf Vorhofebene dilatiert ist,

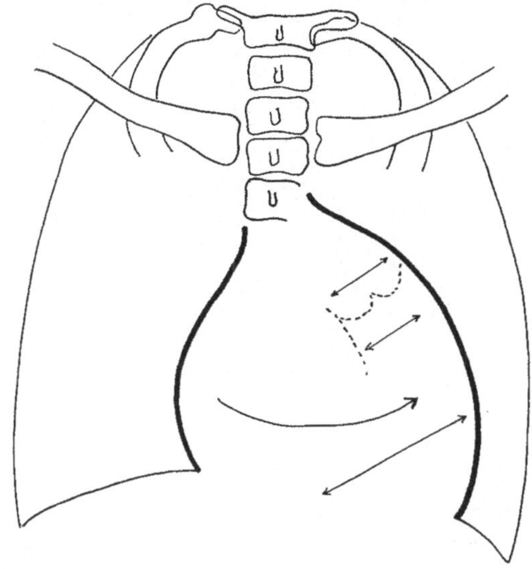

Abb. 2.5. Rechtsseitige Volumenbelastung. Große Konvexität durch proportionale Erweiterung des Infundibulums und der Pulmonalarterie (s. S. 95)

bedingt das zusätzliche Shuntvolumen auch eine Erweiterung des Infundibulums und des Pulmonalarterienstammes. Dies ist eine *proportionale Erweiterung* beider anatomischer Strukturen, des myokardialen Infundibulums und der bindegewebigen Gefäßwand. Die proportionale Erweiterung des Infundibulums, der Pulmonalarterie und des rechten Ventrikels bedingen die *große Konvexität des linken Herzrandes,* die typisch für den Vorhofseptumdefekt mit beträchtlichem Links-rechts-Shunt ist (Abb. 2.5).[2]

Die Herzrotation und der Aortenbogen

Bei Linksrotation wird der linke Ventrikel nach dorsal verlagert und die Aorta ascendens rotiert in gleicher Richtung, wodurch die *Öffnung des Bogens* abnimmt, wie sie sich auf einer normalen sagittalen Thoraxaufnahme ergibt (Abb. 2.6 b, c). Das Ascendenssegment verschwindet vom rechten Herzrand und überlagert die Wirbelsäule. Da bei signifikantem kardialen Links-rechts-Shunt die Aorta in der Regel auch klein ist, ist auch der vom dorsalen Bogenanteil gebildete Aortenknopf klein, wodurch der Gefäßstiel, bestehend rechts aus oberer Hohlvene, links aus Aortenknopf mit Subklaviaabgang, sehr schmal wird.

Die Breite des Gefäßstiels kann beurteilt werden, indem man den horizontalen Abstand des Kreuzungspunktes obere Hohlvene/rechter Hauptbronchus von der Mittellinie und von hier bis zum Ursprung der A. subclavia aus dem Aortenbogen mißt. Dieser Abstand mißt nach Milne durchschnittlich 48 ± 5,0 mm, mit einer Variationsbreite von 60–35 mm. Dieses Maß ist besonders bei Kontrollen von dialysierten Patienten vor und nach Behandlung (Abb. 2.7) nützlich.

---

[2] Auch bei Lungenvenentransposition kann man eine solche Konfiguration beobachten, wenn auch die Pulmonalarterie infolge einer begleitenden pulmonalen Hypertension häufig prominent ist. Die Lungenvenentransposition kann typische Bilder hervorrufen (8-Figur, Scimitarsyndrom). Der abnorme Lungenvenenverlauf kann auf Tomogrammen nachgewiesen werden.

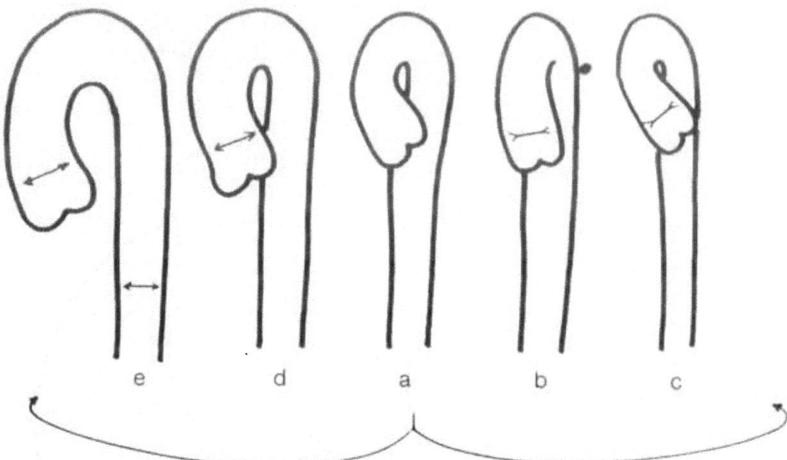

Abb. 2.6a–e. Rotation der thorakalen Aorta ascendens (**a** Normale Lage, **b,c** Linksrotation bei Rechtsherzbelastung; **d,e** Rechtsrotation bei Linksbelastung)

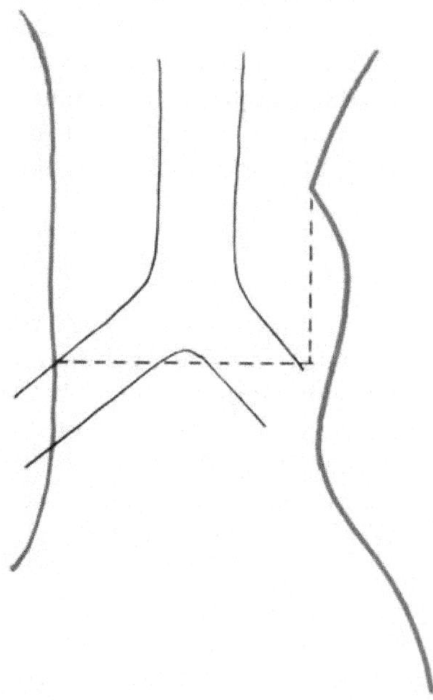

Abb. 2.7. Schema der Messung des Gefäßstils nach Milne

Die Vergrößerung des rechten Vorhofes

Wie bereits erwähnt, nimmt die Konvexität und Breite des rechten Vorhofsegments mit der Linksrotation des Herzens ab. Bei rechtsseitiger Volumenbelastung kann aber auch der rechte Vorhof erweitert sein, wie z. B. beim Vorhofseptumdefekt. Die Vorhoferweiterung kann aber wegen der Linksrotatation des Herzens nicht erkannt werden, so daß nur noch die Vergrößerung in Längsrichtung ins Auge fällt (Abb. 2.8 a, b). Nur bei sehr starker Vergrößerung bleibt die Querdehnung dann erkennbar. Wenn gleichzeitig der Vorhofdruck erhöht ist oder eine erhebliche Trikuspidalinsuffizienz vorliegt, wird auch die obere Hohlvene dilatiert sein (Abb. 2.8 d).

Der Fall, dessen Umriß Abb. 2.9 wiedergibt, bezieht sich auf eine Mitralstenose, kombiniert mit Stenose und Insuffizienz der Trikuspidalis.

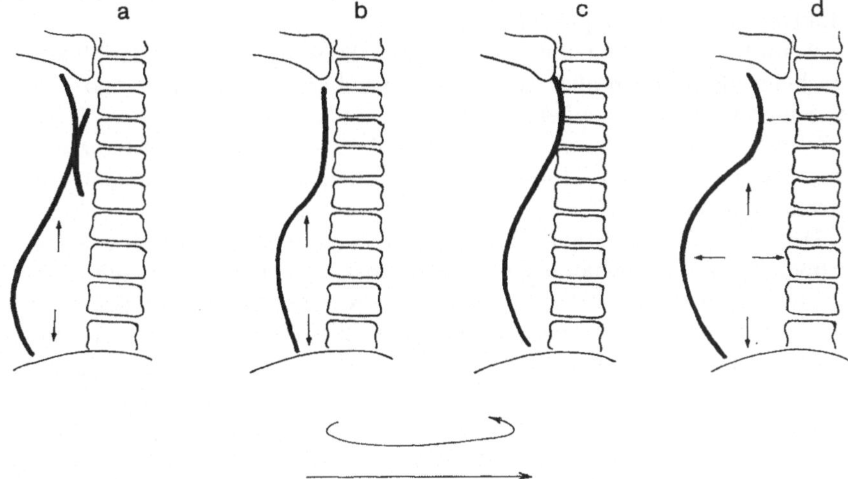

Abb. 2.8 a–d. Vergrößerung und Rotation des rechten Vorhofes und Erweiterung der oberen Hohlvene (*C* = normal)

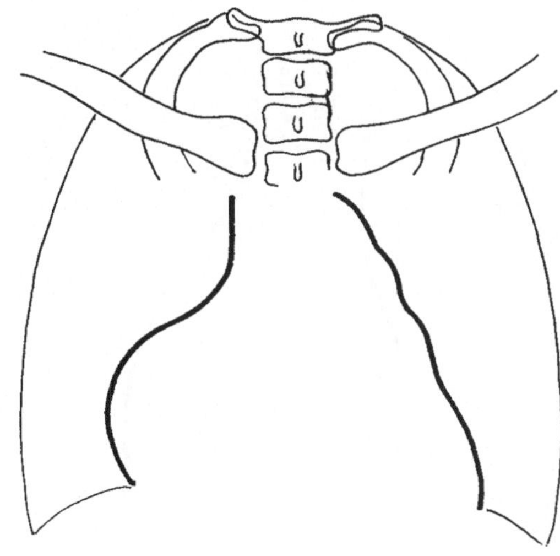

Abb. 2.9. Mitralstenose kombiniert mit Stenose und Insuffizienz der Trikuspidalis

Die Dilatation der Vena cava superior

Die Ursachen für eine Erweiterung der oberen Hohlvene beruhen auf:

1) Vermehrung des Großkreislaufvolumens (labile Hypertension, Schwangerschaft, Thyreotoxikose, Polyglobulie, chronische Herzinsuffizienz);
2) Zunahme des venösen Drucks z. B. bei Rechtsversagen.

Im Falle der Volumenvermehrung im Systemkreislauf führt die Flowzunahme im kleinen Kreislauf zu einer *Hypervaskularisation der Lungen,* die man besonders gut in den Lungenoberfeldern erkennt (s. Kap. 3). Auch unter physiologisch normalen Bedingungen ist im Liegen der venöse Rückfluß vermehrt und die obere Hohlvene erscheint vergrößert (Abb. 2.10).

Wenn bei einem Patienten in aufrechter Stellung die obere Hohlvene erweitert erscheint, die Lungen aber nicht hypervaskularisiert sind, muß man vor allem an eine Druckzunahme denken.

Wenn ein Thoraxtrauma vorliegt mit nahezu normal großem Herzschatten, aber mit erweiterter oberer Hohlvene, denke man an die Möglichkeit einer akuten Herztamponade (Abb. 2.11).

Der *akute Perikarderguß* führt nicht notwendigerweise zu einer stärkeren Vergrößerung des Herzschattens, wenn der Perikardsack sich nicht schnell genug weitet; bei der exsudativen Perikarditis dagegen weitet sich der Perikardsack progressiv und nimmt den Erguß auf, wodurch die „Boxbeutel"- oder Dreiecksform entsteht, da sich in aufrechter Stellung des Patienten die Flüssigkeit vor allem rechts und in der Herzbucht ansammelt (s. S. 14 und Abb. 2.12).

Die Erweiterung der oberen Hohlvene ohne Vermehrung der Lungengefäßzeichnung stellt immer eine Indikation für eine echokardiographische Untersuchung dar.

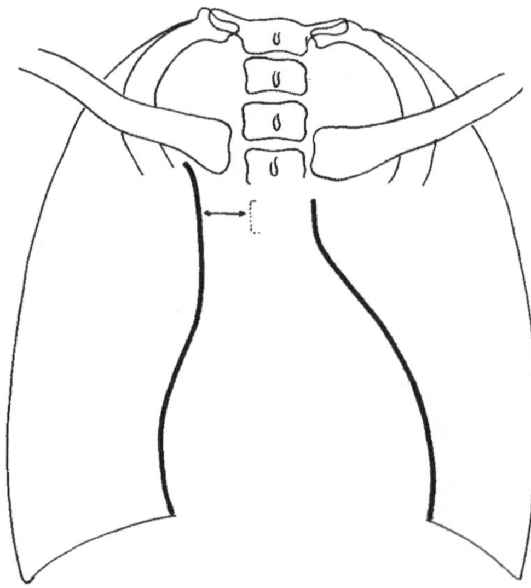

Abb. 2.10. Erweiterung der oberen Hohlvene im Liegen

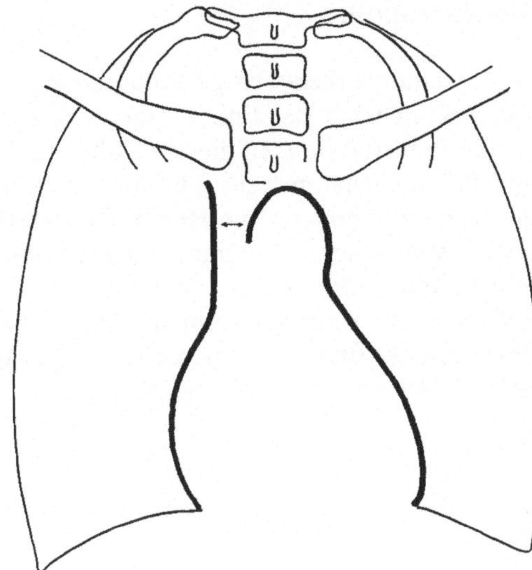

Abb. 2.11. Akute Herztamponade

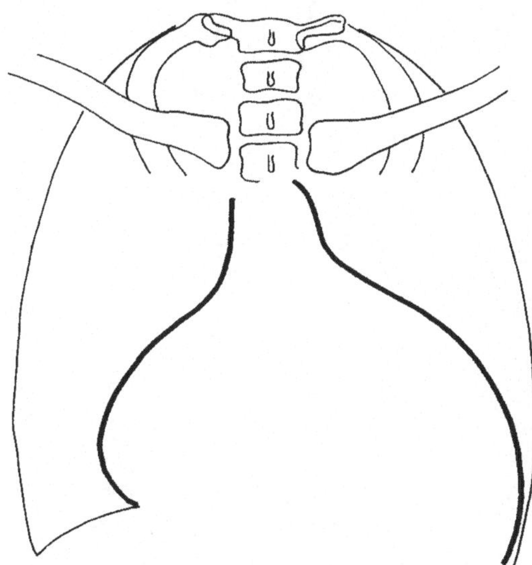

Abb. 2.12. Boxbeutelform des Herzens infolge Perikarderguß

Die Herzbucht

Auch wenn die rechtsseitige Volumenbelastung nicht so ausgeprägt ist, daß sie die
große Konvexität des linken Herzrandes hervorruft (s. oben), besteht schon eine
leichte Linksrotation. In diesem Fall füllt das Infundibulum, das rechten Ventrikel
und Pulmonalstamm verbindet und dem linken Herzrand näher liegt als der Rest
des rechten Ventrikels, die Herzbucht unterhalb der Pulmonalarterie aus, während
noch weiter unten ein kleines Segment des linken Ventrikels den linken Herzrand
bildet (Abb. 2.13).[3]

Der rechte Ventrikel kann in diesem Fall durch Drehung des Patienten nach
links mit Aufnahmen in vorderer schrägrechter Projektion beurteilt werden
(Abb. 2.14 a–c).

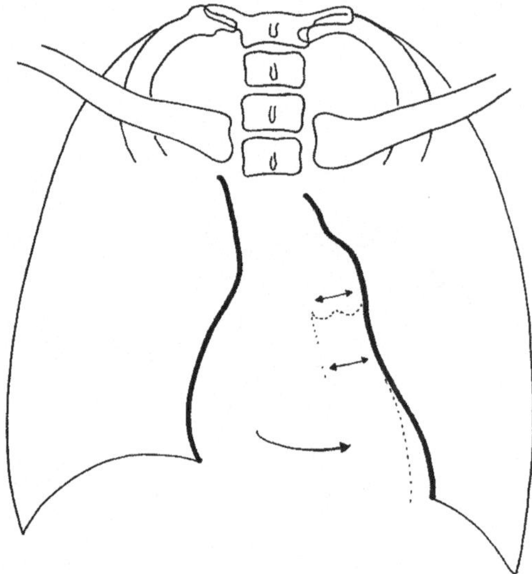

Abb. 2.13. Mittelgradige rechtsseitige
Volumenbelastung (s. S. 96)

---

[3] Die Herzbucht kann auch von einem vergrößerten linken Herzohr oder linken Vorhof ausgefüllt
sein, seltener durch eine transponierte Aorta ascendens (echte oder korrigierte Transposition), ein
Infundibulumaneurysma, einen Perikarddefekt mit Vorspringen des Herzohres oder durch eine
extrakardiale Masse.

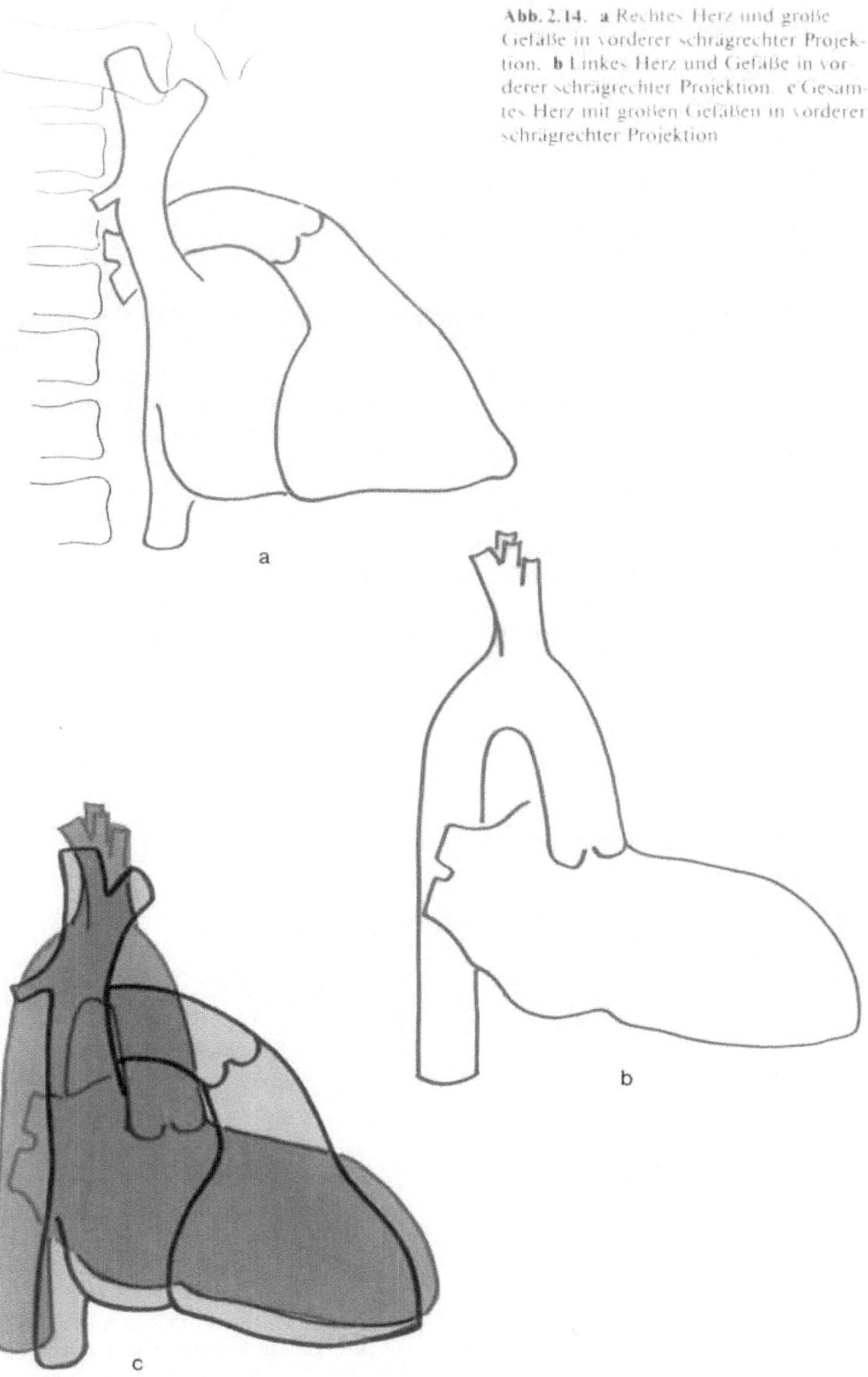

Abb. 2.14. a Rechtes Herz und große Gefäße in vorderer schrägrechter Projektion. **b** Linkes Herz und Gefäße in vorderer schrägrechter Projektion. **c** Gesamtes Herz mit großen Gefäßen in vorderer schrägrechter Projektion

Die vordere schrägrechte Projektion des Thorax

Normalerweise entspricht die vordere schrägrechte Projektion des Thorax am Herzen einer echten Seitenansicht, da die Herzlängsachse schräg nach links vorne zeigt (Abb. 2.15).

Zwei Vorteile bietet das vordere schrägrechte Bild:

1) Infundibulum und Pulmonalhauptstamm füllen die Herzbucht aus und bilden den mittleren Abschnitt des linken Herzrandes, so daß ihre Dimensionen abgeschätzt werden können.
2) Normalerweise bildet der linke Ventrikel noch den unteren Abschnitt des linken Herzrandes, aber der rechte Ventrikel befindet sich näher am linken Herzrand als in der sagittalen Projektion. Im Falle von Rechtsbelastung auch mäßigen Grades kann der etwas erweiterte rechte Ventrikel den linken Herzrand erreichen und damit beurteilbar werden, während auf der sagittalen Aufnahme noch der linke Ventrikel den Herzrand bildet.

Die vordere schrägrechte Aufnahme ist richtig aufgenommen, wenn der Durchmesser der Lungenfelder vor der Wirbelsäule oberhalb des Zwerchfells doppelt so groß ist wie hinter der Wirbelsäule. In dieser Projektion bedingen Pulmonalhauptstamm und Infundibulum, die korrespondierende Dimensionen haben, nur eine leichte Vorwölbung des Randes (Abb. 2.16).

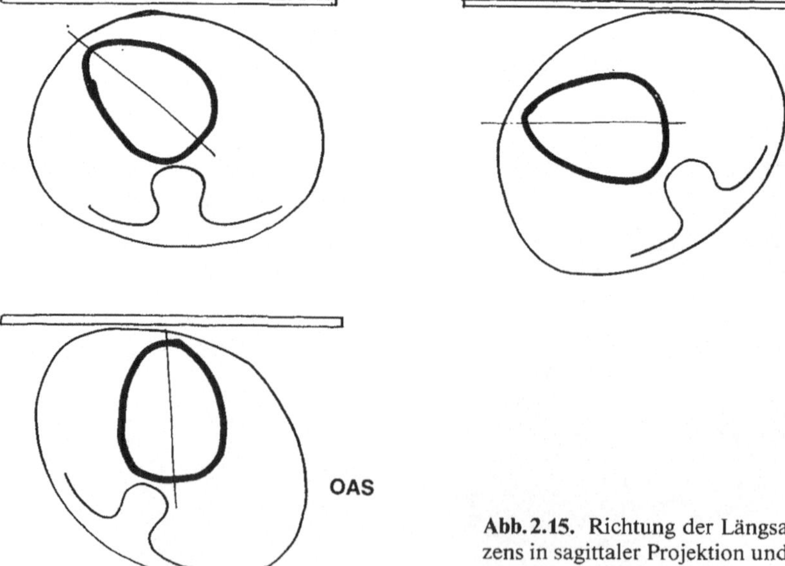

Abb. 2.15. Richtung der Längsachse des Herzens in sagittaler Projektion und in den beiden schrägen Durchmessern

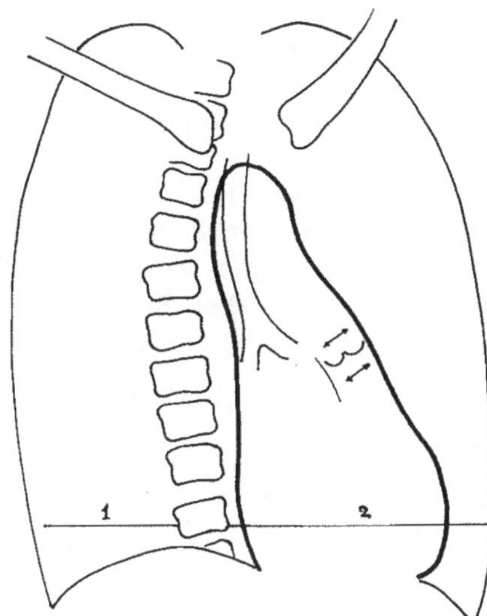

Abb. 2.16. Richtige Einstellung der vorderen schrägrechten Projektion (s. S. 97)

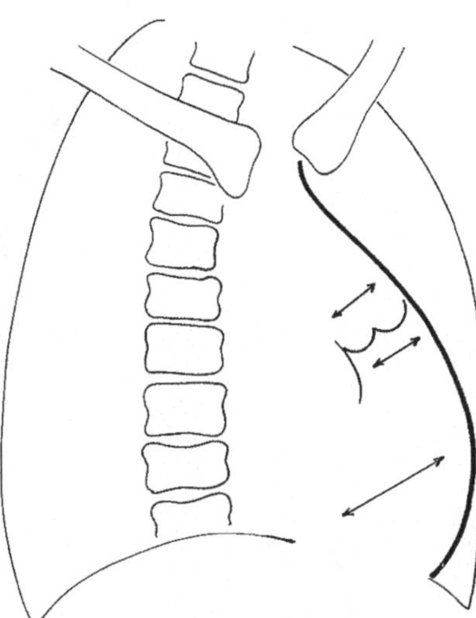

Abb. 2.17. Große Konvexität. Proportionale Erweiterung des Infundibulums und Pulmonalhauptstammes in vorderer schrägrechter Projektion. Rechtsseitige Volumenbelastung (s. S. 97)

Die große Konvexität des linken Herzrandes

Auch in der vorderen schrägrechten Projektion beruhen die Zeichen der rechtsseitigen Volumenbelastung auf einer proportionalen Erweiterung von Pulmonalstamm und Infundibulum, wobei der rechte Ventrikel den Herzrand erreicht. So entsteht die große Konvexität des linken Herzrandes, wie man sie auch in sagittaler Projektion sieht, aber nur, wenn die Volumenbelastung groß ist (Abb. 2.17).

Die proportionale Erweiterung oder Verengung der rechtsseitigen Ausflußbahn

Der Links-rechts-Shunt auf Vorhofebene

Der Links-rechts-Shunt auf Vorhofebene infolge eines Vorhofseptumdefekts (ASD) oder von Lungenvenentransposition führt zu einer diastolischen Volumenbelastung des rechten Ventrikels. Der Shunt fließt über die Lungenarterien, Lungen und linken Vorhof direkt in den rechten Vorhof und Ventrikel, ohne in den linken Ventrikel oder die Aorta zu gelangen. Ein Röntgenbild in sagittaler Projek-

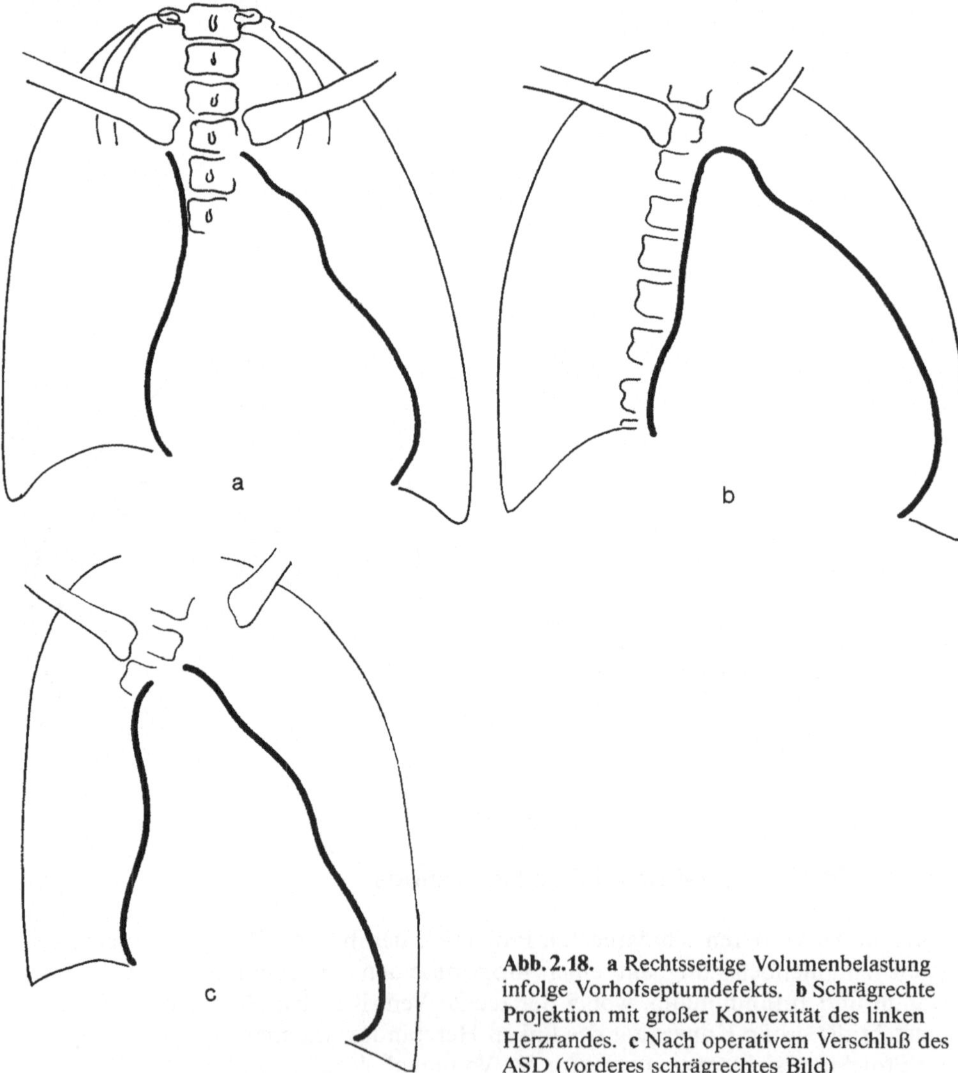

Abb. 2.18. a Rechtsseitige Volumenbelastung infolge Vorhofseptumdefekts. **b** Schrägrechte Projektion mit großer Konvexität des linken Herzrandes. **c** Nach operativem Verschluß des ASD (vorderes schrägrechtes Bild)

tion, das die Erweiterung der Pulmonalarterie und die vermehrte Lungengefäßzeichnung mit einer kleinen Aorta zeigt, deutet auf einen kardialen Shunt, aber
erlaubt nicht immer zu entscheiden, ob eine linksseitige (VSD) oder rechtsseitige
Volumenbelastung (ASD) vorliegt. Zeichen der Linksrotation lassen an eine
Rechtsbelastung denken (Abb. 2.18a).

In diesem Fall ist das vordere schrägrechte Bild sehr nützlich, da es die große
Konvexität des linken Herzrandes zeigt, d. h. die proportionale Vergrößerung von
Infundibulum und Pulmonalarterienstamm, und des rechten Ventrikels, wie man
sie bei rechtsseitiger Volumenbelastung sieht. Somit handelt es sich um einen Vorhofseptumdefekt (Abb. 2.18b). Nach operativem Verschluß des unkomplizierten
ASD besteht keine Rechtsüberlastung mehr, so daß der rechte Ventrikel wieder
normale Dimensionen zeigt. Lediglich der erweiterte Pulmonalhauptstamm nimmt
nicht wieder seine normale Größe an, da die bindegewebige Struktur der Gefäßwand irreversible Veränderungen aufweist (Abb. 2.18c).

Die Fallot-Tetralogie

Die Fallot-Tetralogie ist durch eine Malformation der Ausflußbahn des rechten
Ventrikels gekennzeichnet, d. h. durch eine Stenose oder Hypoplasie des Infundibulums und der Pulmonalarterie, kombiniert mit einem subaortalen Ventrikelseptumdefekt.

Der Ausstrom vom rechten Ventrikel ist behindert; ein Teil des venösen Blutes
tritt über den Ventrikelseptumdefekt in die Aorta über und verursacht eine Zyanose. Nicht selten sind Aortenbogen und Aorta thoracica descendens dextropo-
niert. Infundibulum und Pulmonalarterienstamm sind proportional verengt oder

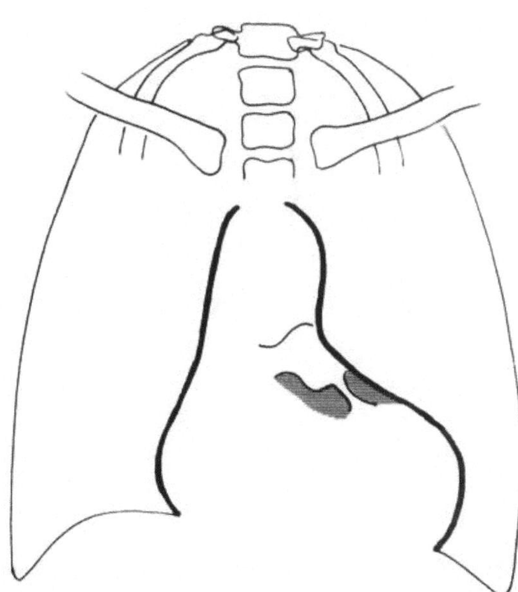

Abb. 2.19. Konkave Herzbucht infolge Verengung des Infundibulums
und der Pulmonalarterie (Fallot-
Tetralogie)

hypoplastisch und nehmen in sagittaler Projektion die Herzbucht ein, sei es wegen der zugrundeliegenden Anomalie, sei es wegen der Rotation des Herzens nach links. In diesem Fall findet sich, obwohl der hypertrophische und vergrößerte rechte Ventrikel den linken Herzrand einnimmt, infolge der hypoplastischen Ausflußbahn eine *Konkavität der Herzbucht*. Das Elektrokardiogramm zeigt eine Rechtsbelastung (Abb. 2.19).

Eine Rechtslage des Aortenbogens kann auf dem dorsoventralen Röntgenbild erkannt werden, da der Aszendensabschnitt häufig mit seinem Rand höher reicht als bei Linkslage der Aortenknopf. Dieser fehlt, und im Ösophagogramm erkennt man, wenn auch manchmal schwächer als links, die Aortenimpression.

Die dextroponierte Aorta thoracica descendens kann einen Schatten ergeben, der dem einer mehr oder weniger erweiterten V. cava superior ähnelt, doch überschreitet dieser nicht die Höhe des Schlüsselbeines und trennt sich vom rechten Vorhofrand, da er sich weiter dorsal als der Vorhof befindet.

In vorderer schrägrechter Projektion projeziert sich die Deszendens auf die Wirbelsäule und nicht ventral von ihr, wie bei normaler Linkslage.

Manchmal erkennt man nur den Anfangsteil des linken Pulmonalhauptastes in der vertieften konkaven Herzbucht (Abb. 2.20a, b). Auch in diesem Fall kann das vordere schrägrechte Bild (Abb. 2.20b) für die Diagnose von großer Hilfe sein, da es die Verengung des Infundibulums und des Pulmonalstammes zusammen mit dem stark gerundeten rechten Ventrikel zeigt. Eine konkave Herzbucht in diesen beiden Projektionen findet man in der Regel bei linksseitiger Volumenbelastung

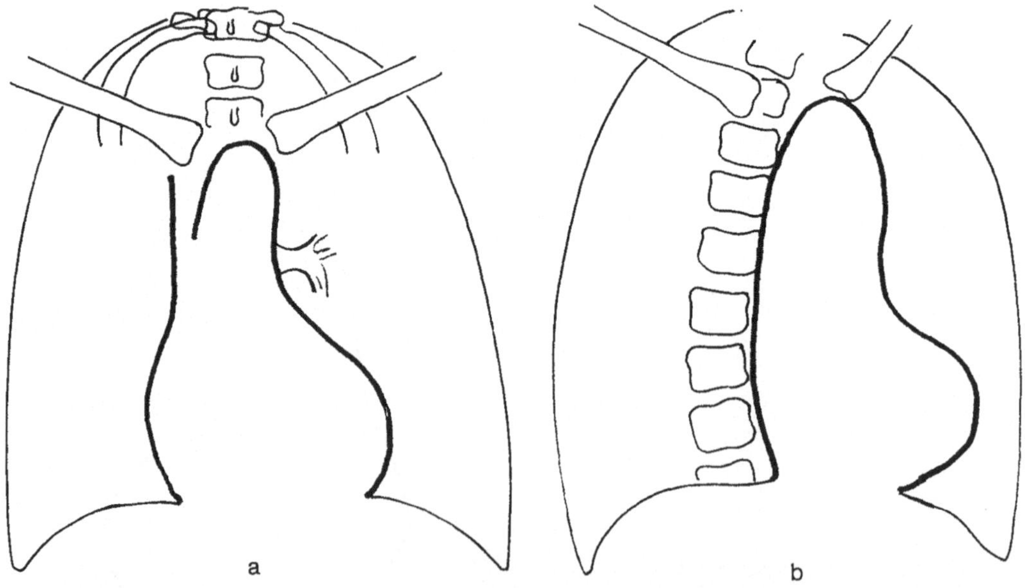

Abb. 2.20 a, b. Konkave Herzbucht in beiden Projektionen mit Zyanose und Rechtsbelastung (Fallot-Tetralogie). **a** Dorsoventrales Bild, **b** vorderes schrägrechtes Bild (s. S. 98)

mit Rechtsrotation des Herzens. Dabei fehlen aber die Zyanose, die elektrokardiographische Rechtsbelastung, die Hypoplasie von Infundibulum und Pulmonalarterie.

Ähnliche Röntgenbilder kann man – wenn auch seltener – bei Kindern mit Zyanose und Linksbelastung bei Trikuspidalatresie sehen.

Die nichtproportionale Erweiterung des Infundibulums und der Pulmonalarterie

Neben der proportionalen Erweiterung oder Verengung des Infundibulums und des Pulmonalarterienstammes findet man auch eine nichtproportionale Erweiterung dieser beiden anatomischen Abschnitte: bei Ebstein-Anomalie, Pulmonalklappenstenose und pulmonaler Hypertension.

Die Ebstein-Anomalie

Die Ebstein-Anomalie ist durch eine Trikuspidalanomalie gekennzeichnet, durch die die meist verengte Klappenöffnung in Richtung Ausflußbahn verlagert ist. Der Einstromanteil des rechten Ventrikels, von der Trikuspidalklappe bis zur Ventrikelspitze reichend, ist atrialisiert und zeigt eine verdünnte Wand; der Druck in diesem Abschnitt ist relativ niedrig. Lediglich die Ausflußbahn stellt die eigentliche funktionelle Kammer dar, die das Schlagvolumen fördert; sie ist deshalb erweitert.

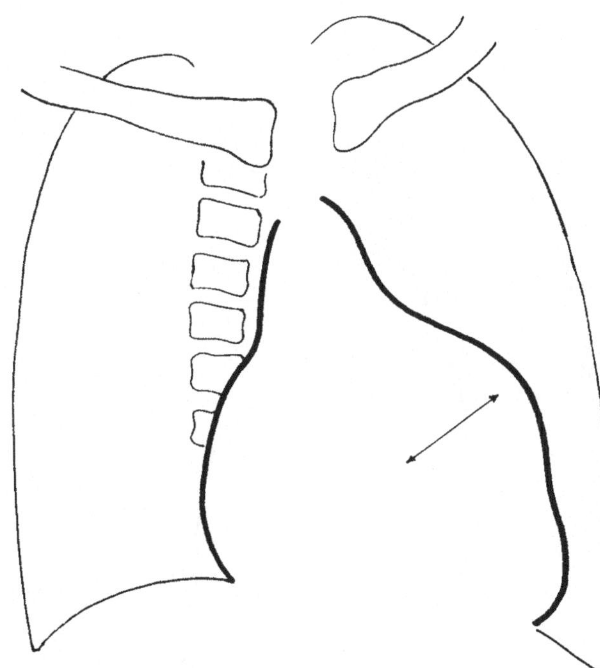

Abb. 2.21. Ausweitung des infundibulären Abschnitts ohne Erweiterung der Pulmonalarterie (Ebstein-Anomalie)

Diese Erweiterung auf infundibulärem Niveau erkennt man besser auf dem vorderen schrägrechten Bild (Abb. 2.21).

Nicht selten sind eine Stenose oder Hypoplasie der Pulmonalarterie und eine verminderte Lungengefäßzeichnung kombiniert.

Auch wenn das Röntgenbild in sagittaler Projektion keine Konvexität auf Höhe des Infundibulums zeigt, läßt das vordere schrägrechte Bild die isolierte Prominenz des Infundibulums bei Konvexität unterhalb der Pulmonalarterie erkennen (Abb. 2.22 a, b).

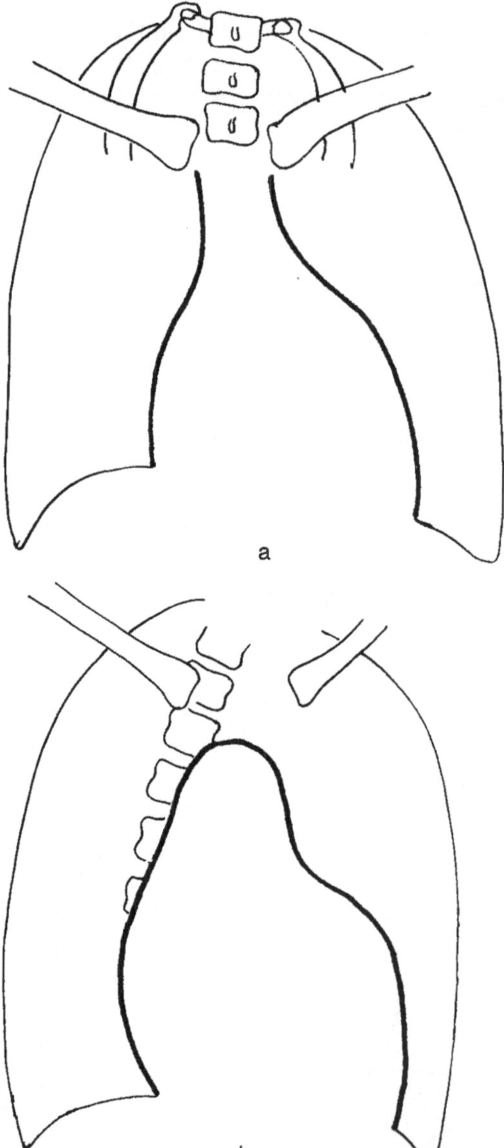

Abb. 2.22 a, b. Ebstein-Anomalie mit Prominenz der distalen infundibulären Kammer. **a** Dorsoventrale Projektion, **b** vorderes schrägrechtes Bild

Die Erweiterung des Pulmonalarterienstammes und seiner Hauptäste

Der diagnostische Weg erreicht nun die Analyse des Pulmonalarterienstammes und seiner Hauptäste (Abb. 2.23).

Vier Ursachen können zu einer Erweiterung des Pulmonalarterienhauptstammes führen:

1) Volumenzunahme infolge von vermehrtem Zufluß zum kleinen Kreislauf, wie bei Links-rechts-Shunt;
2) poststenotische Erweiterung bei valvulärer Pulmonalstenose;
3) Druckzunahme durch Widerstandserhöhung im kleinen Kreislauf, wie bei pulmonaler arterieller Hypertension;
4) Gefäßwandveränderungen irreversibler Art.

Der linke Pulmonalarterienhauptast entspringt am höchsten Punkt des Stammes auf Höhe des aortopulmonalen Fensters. Normalerweise liegen Oberrand des Hauptstammes („Dach") und Oberrand des linken Hauptastes fast auf gleicher Höhe. Der rechte Hauptast entspringt dagegen tiefer.

Hauptstamm und linker Hauptast können bei Erweiterung das aortopulmonale Fenster füllen, das den Raum zwischen Trachea, dorsalem Aortenbogenabschnitt und (nach unten hin) der Pulmonalarterie einnimmt. Auf dem Röntgenbild in sagittaler Projektion, unterhalb des Aortenknopfes, erkennt man häufig den Anfangsteil des linken Pulmonalhauptastes, dessen Oberrand normalerweise auf Höhe des oberen Endes der Pulmonalarterienprominenz liegt (Abb. 2.24).

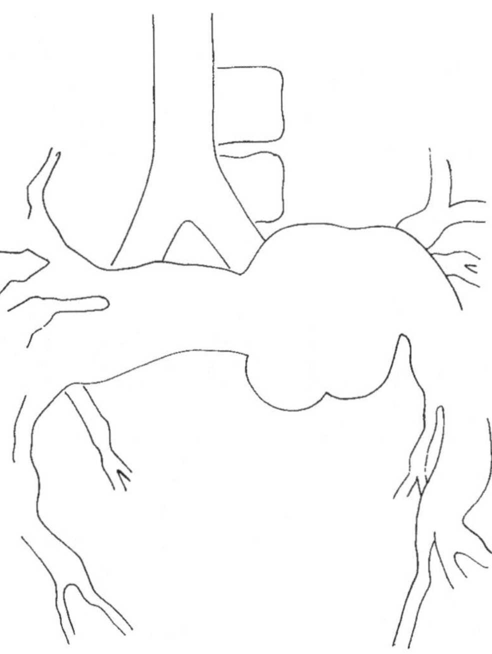

Abb. 2.23. Pulmonalarterie mit ihren Hauptästen

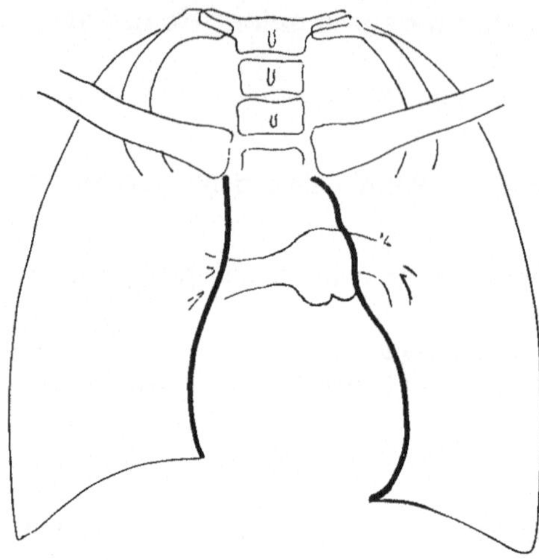

Abb. 2.24. Normale Beziehung zwischen Pulmonalstamm und Hauptästen

Im Falle einer poststenotischen Dilatation *reicht der Stamm der Pulmonalarterie höher nach oben als der linke Hauptast,* der im Vergleich zum rechten Hauptast erweitert ist. Der rechte Hauptstamm, den man am inferioren rechten Hilus erkennt, kann auch kleiner als normal sein (beim normalen Erwachsenen beträgt der Diameter 16–17 mm) (Abb. 2.25).

Nicht selten findet sich bei Pulmonalklappenstenose eine vermehrte Gefäßzeichnung des linken Oberlappens oder der ganzen linken Lunge im Vergleich zur rechten Lunge.

Die poststenotische Erweiterung erstreckt sich demnach vom Hauptstamm zum linken Hauptast mit auf diese Seite beschränktem, relativ vermehrtem Zufluß.

In der Regel erkennt man bei rechtsseitiger Druckbelastung die Linksrotation nicht; sie ist auch nicht sehr ausgeprägt, da Volumen und Masse des rechten Ventrikels meist nicht stark vermehrt sind. Lediglich bei Fällen mit extremer ventrikulärer Hypertrophie wird die Linksrotation signifikant.

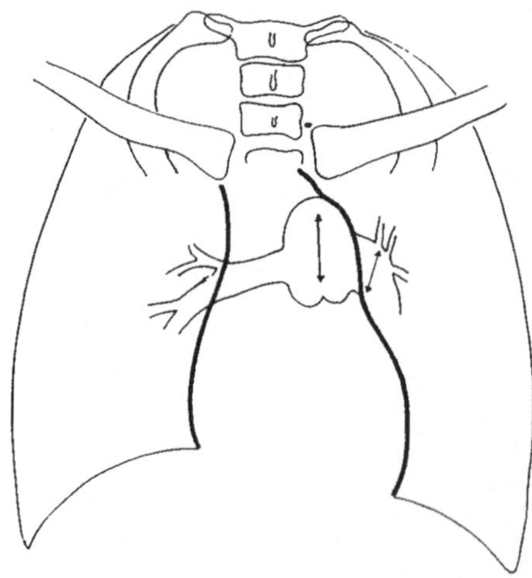

Abb. 2.25. Pulmonalarterienstamm und Äste bei Pulmonalklappenstenose (s. S. 99)

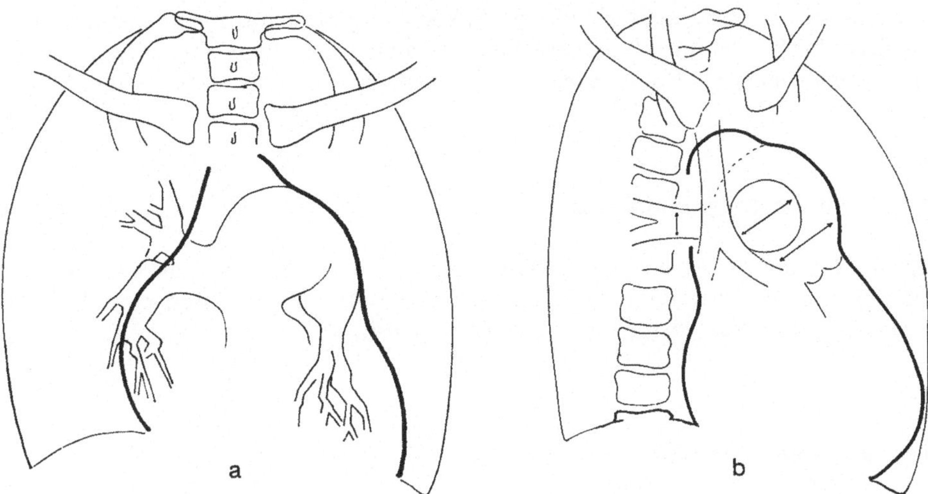

Abb. 2.26a, b. Schwere Pulmonalklappenstenose. **a** Sagittale Projektion, **b** vorderes schrägrechtes Bild

Wenn der linke Hauptast der Pulmonalarterie durch den erweiterten Stamm stark überlagert ist, benötigt man zur Klärung die vordere schrägrechte Projektion (Abb. 2.26a, b).

Das Röntgenbild in vorderer schrägrechter Projektion zeigt nicht nur Infundibulum und Hauptstamm, sondern erlaubt es auch, den Durchmesser des linken

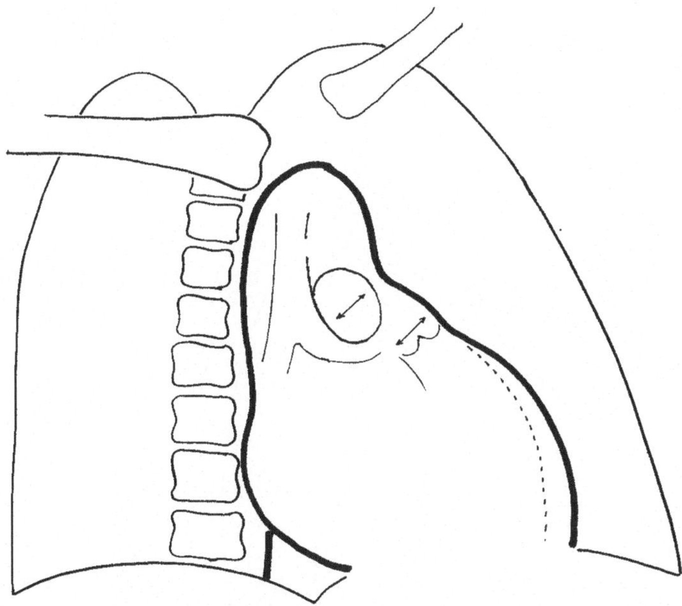

Abb. 2.27. Beurteilung des Diameters des linken Pulmonalhauptastes und der rechten Ausflußbahn in vorderer schrägrechter Projektion (s. Abb. 2.26b)

Hauptastes zu beurteilen, der auf dem linken Hauptbronchus reitet; das Gefäß ist in dieser Projektion im Schnitt getroffen. Normalerweise überschreitet sein Durchmesser etwa nicht die Breite eines Interkostalraumes und einer Rippe (Abb. 2.27).

Die Pulmonalklappenstenose

Bei der Pulmonalklappenstenose finden sich eine nicht proportionale Erweiterung des Pulmonalhauptstammes im Vergleich zum Infundibulum und eine *Erweiterung des linken Hauptastes* kombiniert (Abb. 2.26 b).

Die arterielle pulmonale Hypertension

Bei der arteriellen pulmonalen Hypertension (Cor pulmonale) dagegen sind beide Hauptäste erweitert (Abb. 2.28); dies ist differentialdiagnostisch wichtig, da bei der Pulmonalklappenstenose der rechte Hauptast einen normalen, wenn nicht verminderten Durchmesser aufweist. Darüber hinaus ist bei pulmonaler Hypertension die periphere Gefäßzeichnung reduziert und manchmal findet sich ein sog. *amputierter Hilus.*

Wenn das dorsoventrale Thoraxbild Zweifel offen läßt, dann läßt wiederum die vordere schrägrechte Projektion die unproportionale Erweiterung der Pulmonalarterie und des normal erscheinenden Infundibulums erkennen (Abb. 2.29 a, b).

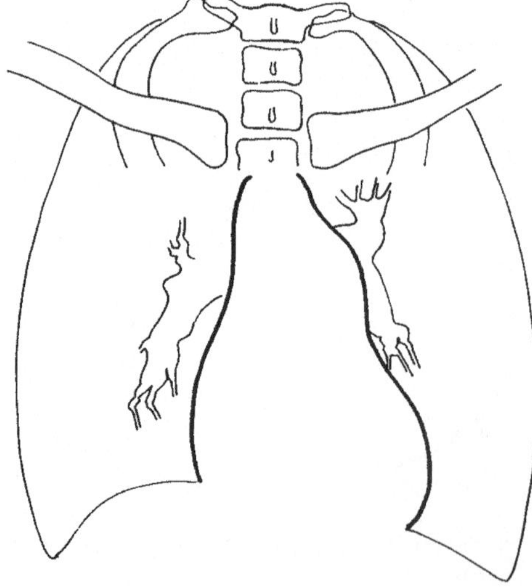

Abb. 2.28. Pulmonale Hypertension (Cor pulmonale)

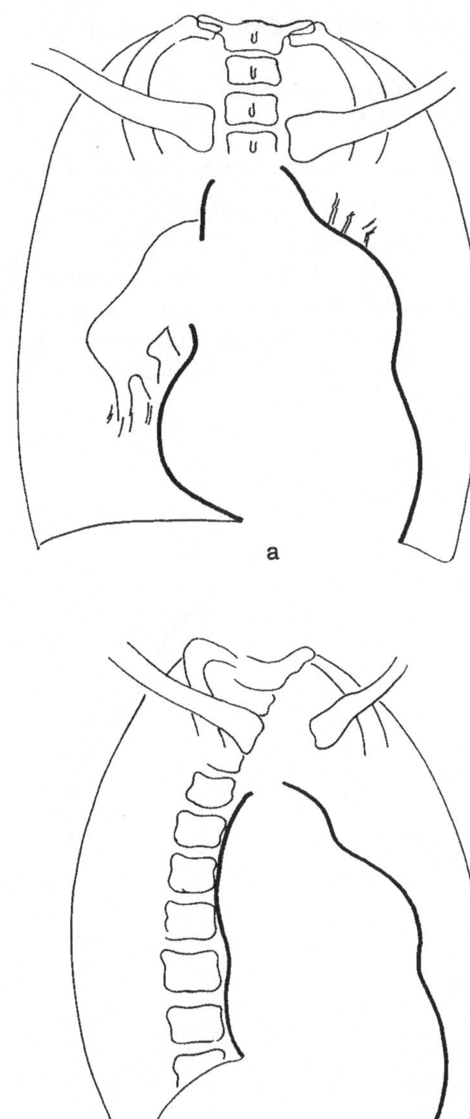

Abb. 2.29 a, b. Pulmonale Hypertension (Cor pulmonale). **a** Sagittale Projektion, **b** vordere schrägrechte Projektion

Abschließende Betrachtungen

Die Analyse des Bildes der Rechtsbelastung erfordert mindestens die Aufnahme in sagittaler und vorderer schrägrechter Projektion.

In vorderer schrägrechter Projektion:

- Es findet sich normalerweise nur eine geringe Konvexität auf Höhe des Pulmonalarterienstammes (Abb. 2.30).
- Bei rechtsseitiger Volumenbelastung ohne signifikante Druckerhöhung im pulmonalen Kreislauf erkennt man schon beim Kind das Bild der großen Konvexität des linken Herzrandes, das durch proportionale Erweiterung des Pulmonalstammes und Infundibulums oder Conus pulmonalis entsteht (Abb. 2.31 a).

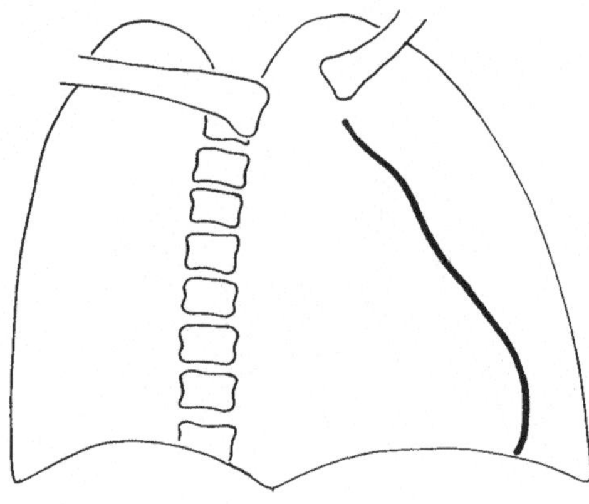

Abb. 2.30. Normaler Verlauf des linken Herzrandes in vorderer schrägrechter Projektion

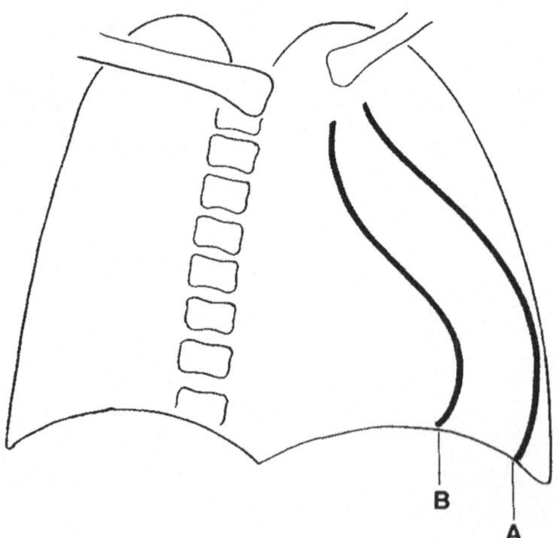

Abb. 2.31. Vordere schrägrechte Projektion. *A* Große Konvexität des linken Herzrandes, *B* Konkavität der Ausflußbahn bei Fallot-Tetralogie

- Bei Fallot-Tetralogie sieht man häufig eine proportionale Verengung des Infundibulums und Pulmonalstammes, wodurch auf deren Niveau eine Konkavität entsteht (Abb. 2.31 b).
- Bei Ebstein-Anomalie erkennt man eine unproportionale Erweiterung der Ausflußbahn (Abb. 2.32 a).
- Bei Pulmonalklappenstenose und pulmonaler Hypertension erkennt man die unproportionale Erweiterung des Pulmonalhauptstammes im Vergleich zum Infundibulum (Abb. 2.32 b). Die Differentialdiagnose zwischen diesen beiden letzten Erkrankungen stützt sich auf die Dimensionen der beiden Pulmonalhauptäste: Bei Pulmonalklappenstenose ist nur der linke Hauptast erweitert, während bei chronischem Cor pulmonale beide Hauptäste erweitert sind.

Die Aufnahmen in anderen Projektionen bringen nur selten die für die Diagnose entscheidenden Informationen des dorsoventralen und vorderen schrägrechten Bildes.

Das Seitenbild läßt unter der Aorta ascendens eine Prominenz erkennen, die einer Erweiterung des Pulmonalarterienkonus entspricht, mehr dorsal evtl. auch des Pulmonalhauptstammes (Abb. 2.33).

Die Aufnahme in vorderer schräglinker Projektion läßt manchmal besser als jede andere Projektion die Vergrößerung des rechten Vorhofes erkennen, besonders wenn das Herz mehr linksrotiert ist. Da unter diesen Umständen der vordere Herzrand allein durch den rechten Vorhof gebildet wird, kann der Herzschatten hier sehr transparent erscheinen, wobei die Kontur mit dem Herzohr weiter nach kranial reicht, als wenn der rechte Ventrikel den Herzrand bildet (Abb. 2.34).

Bei Rechtsbelastung soll die Analyse des Herzens auf dem dorsoventralen Bild am rechten Herzrand beginnen, wobei V. cava superior, rechter Vorhof und eine

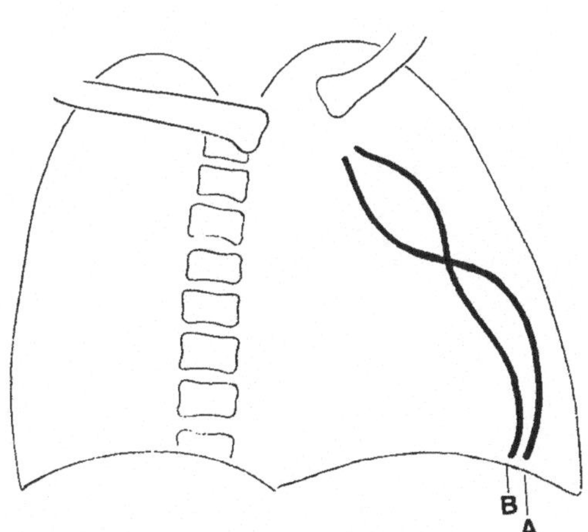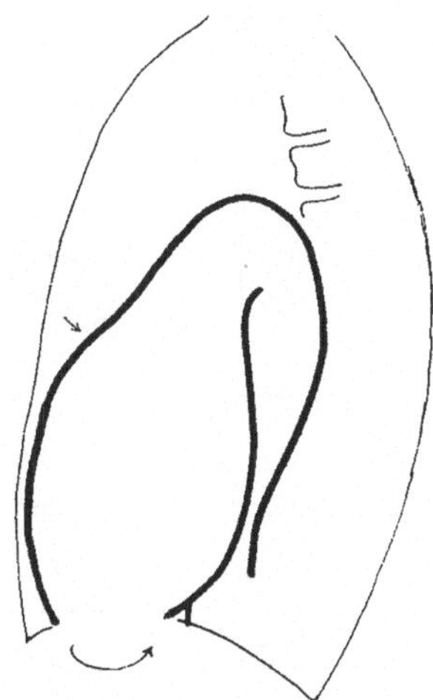

Abb. 2.32. Vordere schrägrechte Projektion. *A* Ebstein-Anomalie, *B* Pulmonalklappenstenose oder pulmonale Hypertension

Abb. 2.33. Erweiterung des Pulmonalstamms auf dem Seitenbild

eventuelle Linksrotation beurteilt werden. Dann folgt die Beurteilung der Ausflußbahn und des Pulmonalarterienhauptstammes mit seinen beiden Hauptästen
sowohl in sagittaler wie vorderer schrägrechter Projektion.

Die Differentialdiagnose wird ergänzt durch die Analyse der Lungengefäßzeichnung nach dem Schema der Abb. 2.35.

Die Hauptelemente der Diagnose sind in Tabelle 2.1 zusammengefaßt.

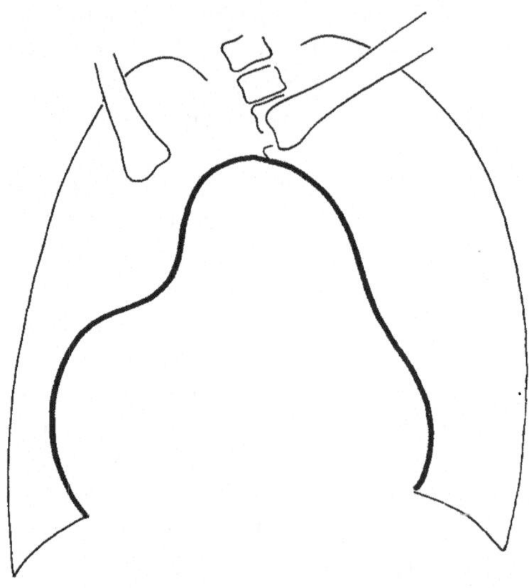

Abb. 2.34. Erweiterung des rechten Vorhofs in vorderer schräglinker Projektion

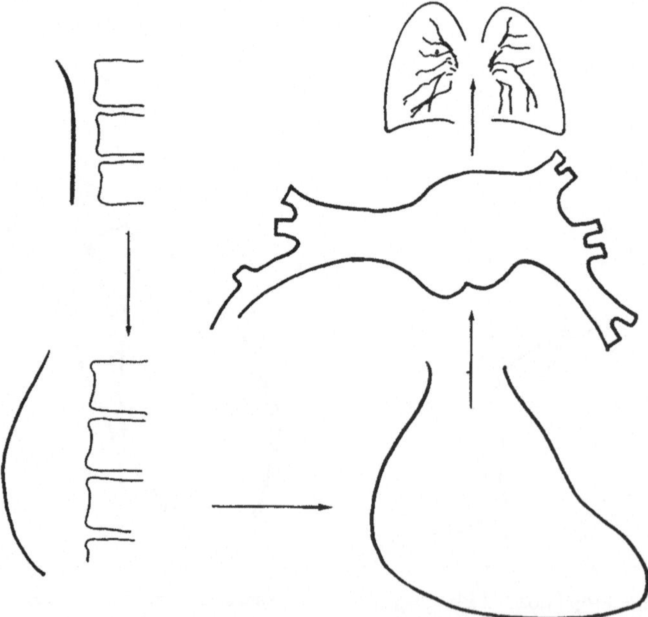

Abb. 2.35. Diagnostischer Weg zur Differenzierung der Rechtsbelastung

Tabelle 2.1. Die Rechtsbelastung

	Infundi-bulum	Pulmonal-stamm	Hauptäste	Lungen-durchblutung	Aorta
Vorhofseptumdefekt (ASD): Volumenbelastung	+ Proportionale Erweiterung	+	+	+	Klein
Fallot-Tetralogie	−	−	−	−	no/groß
Valvuläre Pulmonal-stenose (PS): Druckbelastung	no Nichtproportionale Erweiterung	+	linker Ast erweitert	no oder + (im linken Oberfeld)	Klein/no
Pulmonalhypertension	no	+	+	Abnahme peri-pherer Äste	Klein/no
Ebstein-Anomalie	+	no/−	−	−	Klein/no

3 Die Lungendurchblutung

Aufgrund der Lungengefäßzeichnung unterscheidet man eine vermehrt und eine vermindert durchblutete Lunge. Erstere beobachtet man bei venöser pulmonaler Hypertension (Kongestion) und bei vermehrtem Zufluß (Links-rechts-Shunt, vermehrtes Großkreislaufvolumen); letzteres bei arterieller pulmonaler Hypertension und aktiv vermindertem Zufluß.

Diese 4 Lungengefäßbilder werden hier besprochen und differenziert. Dazu ist es zunächst notwendig, arterielle und venöse Lungengefäße zu unterscheiden.

Die Lungenarterien und -venen

Die *Lungenarterien* (Abb. 3.1) verlaufen parallel zu den Bronchien, die in das Zentrum der Lungenlobuli eintreten, während die *Venen* (Abb. 3.2), die sich in der Peripherie der Lobuli bilden, unabhängig vom Bronchusverlauf zum Hilus ziehen, wobei sie umso klarer hervortreten, je mehr sie sich dem Hilus nähern. Ein weiteres Kennzeichen der Lungenvenen, die mehr transversal verlaufen, besteht in der Überkreuzung beider Hauptbronchien (Abb. 3.3) kurz vor der Mündung in den linken Vorhof und damit auch in einer Überkreuzung der Arterien, die am Außen-

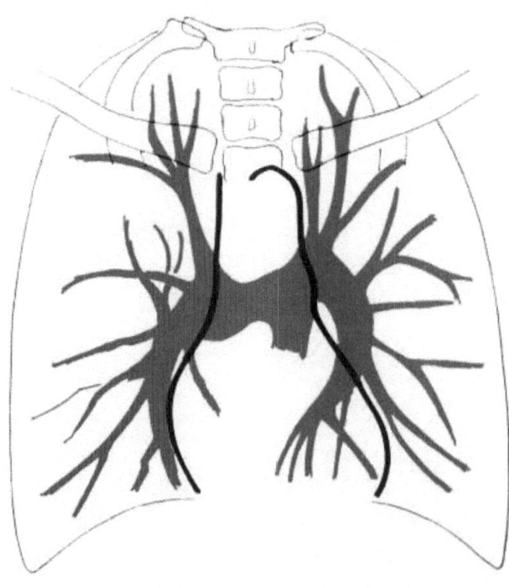

Abb. 3.1. Lungenarterien mit ihren Ästen

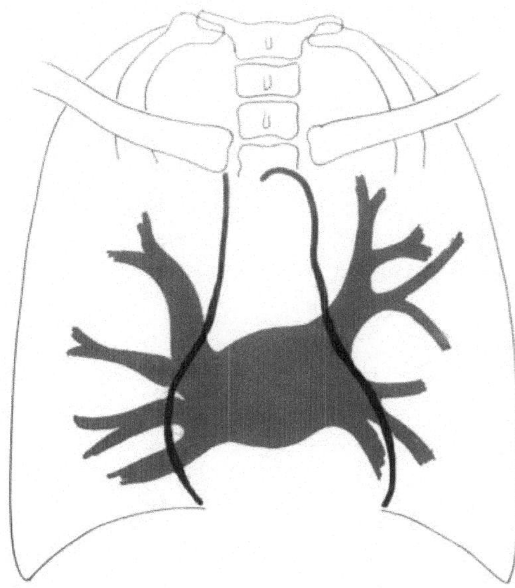

Abb. 3.2. Lungenvenen

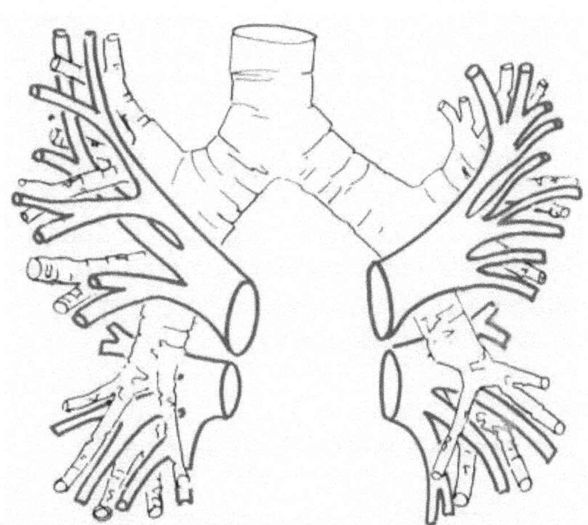

Abb. 3.3. Bronchien und Lungenvenen

rand der Bronchien gelegen sind (in den oberen Segmenten verlaufen die Arterien epibronchial). Diese topographischen Beziehungen erlauben eine Differenzierung: Alle Gefäße, die beim Eintritt in das Herz einen Bronchus kreuzen, sind Venen.

Überdies konvergieren die Venen monopod und bilden größere Winkel als diejenigen, die durch die dichotome Aufteilung der Arterien entstehen. Die Venen haben einen mehr linearen Verlauf mit parallelen Rändern; die Arterien weisen vor allem in den Unterfeldern eine mehr schräge Richtung auf und sind auch leicht geschlängelt. Während das Venenkaliber eher abrupt zunimmt, vermindern die Arterien ihr Kaliber allmählich fortschreitend (Abb. 3.4).

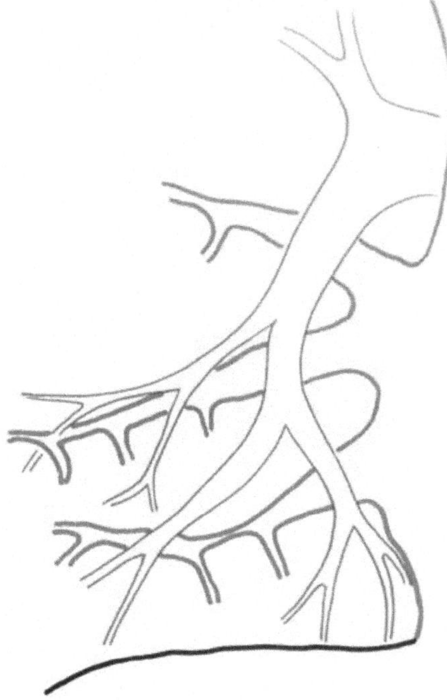

Abb. 3.4. Verlauf der Arterien und Venen (s. S. 102)

Funktionell ist der Lungenkreislauf durch einen geringen Widerstand und niedrige Druckwerte gekennzeichnet wie auch durch eine große Reserve mit der Möglichkeit der Umverteilung der regionalen Durchblutung. Entsprechend dem hydrostatischen Gradienten nimmt die Perfusion von den apikalen Abschnitten zur Basis progressiv zu und dementsprechend auch das Gefäßkaliber, das eng mit dem Fluß korreliert ist.

Die hypervaskularisierte Lunge

Die Lunge bei venöser pulmonaler Hypertension oder Stauung

Zur venösen pulmonalen Hypertension oder Lungenstauung (passive Hyperämie) kommt es, wenn ein postkapilläres Hindernis vorliegt, weshalb aus hämodynamischer Sicht die venöse Hypertension ihren Ursprung irgendwo zwischen Lungenvenen und linkem Ventrikel nehmen kann.

Da im Verlauf der Lungenvenen und beim Eintritt in den linken Vorhof keine Klappen vorhanden sind, besteht während der Diastole, d. h. bei geöffneter Mitralklappe, ein einziger Blutraum, der vom linken Ventrikel bis in die Lungenkapillare reicht. Deshalb bilden während der diastolischen Phase linker Ventrikel, Vorhof, Lungenvenen und -kapillare eine einzige funktionelle Einheit. Während der Systole dagegen ist der Ventrikel vom Pulmonalgefäßbett unabhängig, da sich die Mitralklappe schließt.

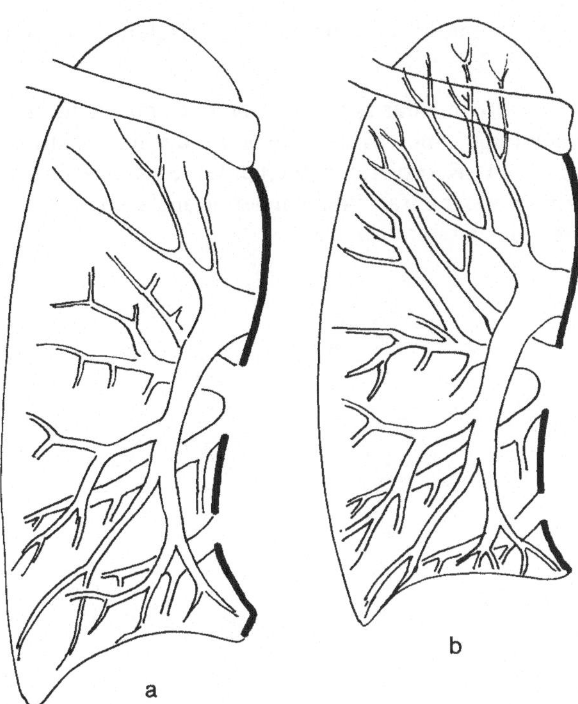

Abb. 3.5 a, b. Lungengefäßzeichnung. **a** Aufrechte Stellung,
b Rückenlage

Bei Patienten in aufrechter Stellung ist die Perfusion infolge des hydrostatischen
Druckes an der Basis im Vergleich zu den Spitzenregionen vermehrt, weshalb in
den apikalen Abschnitten weniger Gefäße sichtbar sind als in den inferioren. Die
oberen Lungenabschnitte können als ein Reserveraum betrachtet werden, der in
verschiedenen physiologischen und pathophysiologischen Situationen benutzt
werden kann. Die Gefäße in den Oberfeldern werden besser sichtbar und erscheinen zahlreicher, wenn der Patient liegt, da dadurch der hydrostatische Druckgradient beseitigt ist (Abb. 3.5 a, b). Da sich eine Druckänderung in nichtkomprimier-
barer Flüssigkeit sofort überträgt, steigt bei ventrikulärer diastolischer Drucksteigerung der Druck rasch bis in die Lungenkapillaren.

Die Zunahme des venösen Druckes führt zur Erweiterung der Lungenvenen
(venöse Kongestion) und damit zu einer Hypervaskularisation, die an der
Zunahme der sichtbaren Gefäße in den Oberfeldern zu erkennen ist.

Die apikale Hypervaskularisation

Eine Zunahme der apikalen Gefäßzeichnung bei Patienten in aufrechter Stellung
ist deshalb nicht normal und kann folgende Ursachen haben:

- Abnahme des Durchflusses an der Lungenbasis, wie bei Basisemphysem
  (Abb. 3.6), basaler Lungenembolie oder Lungenaffektion, die zu basaler Atelek-
  tase führen;

- Abnahme des Kalibers der basalen Lungengefäße, wie bei Mitralstenose
(Abb. 3.7).

Die Zunahme der apikalen Gefäßzeichnung in diesen beiden Situationen ist demnach Folge einer *Umverteilung des Blutflusses* innerhalb des kleinen Kreislaufs, der in die als Reserveraum dienenden Spitzenregionen gerichtet ist („Flußumkehr"). Ein gewisser Grad von Umverteilung nach apikal tritt normalerweise auch während der Exspiration auf.

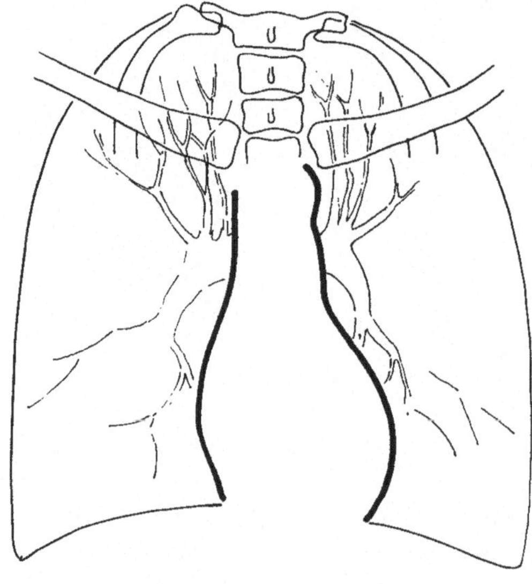

Abb. 3.6. Apikale Hypervaskularisation bei basalem Lungenemphysem

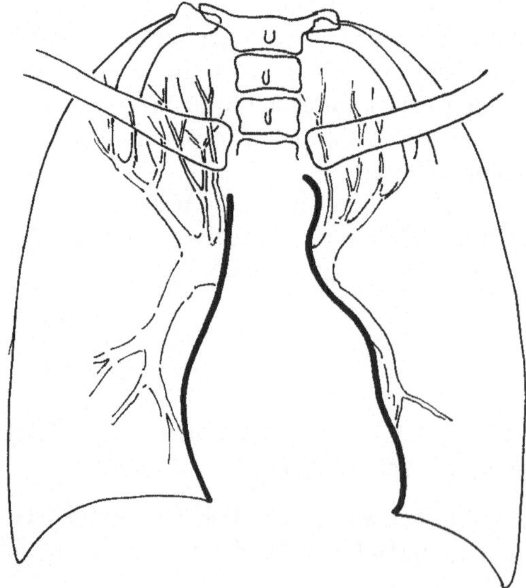

Abb. 3.7. Apikale Hypervaskularisation bei Mitralstenose

– Zunahme des Blutvolumens im kleinen Kreislauf, wie bei Links-rechts-Shunt, Polyglobulie, Schwangerschaft, labile arterielle Hypertension, Thyreotoxikose und Überhydrierung. Auch unter Belastung des Patients ist normalerweise die apikale Durchblutung vermehrt. Wenn der vermehrte Zufluß aus dem Systemkreislauf stammt, wird auch das Kaliber der oberen Hohlvene vermehrt sein. Bei Links-rechts-Shunt auf kardialer Ebene fließt der Shunt nur zwischen Lunge und Herz unter Ausschluß des großen Kreislaufs, so daß die obere Hohlvene und Aorta eher kleine Dimensionen aufweisen.

In diesen Fällen, bei denen eine echte Vermehrung des Lungendurchflusses besteht, ziehen wir es vor, von apikaler Hypervaskularisation zu sprechen und den Begriff der Umverteilung auf die Situationen zu beschränken, bei denen der Fluß normal oder sogar vermindert, aber auf die Oberfelder umgeleitet ist.

Hat man Umverteilung oder echte Zuflußvermehrung ausgeschlossen, dann kann die vermehrte apikale Gefäßzeichnung zurückgeführt werden auf eine:

– venöse Druckerhöhung mit Erweiterung der Gefäßaufzweigungen und Eröffnung der apikalen Reservegefäße.

Deshalb kann man die apikale Hypervaskularisation beobachten bei
1) Umverteilung des Durchflusses (a, b),
2) Flußzunahme (c),
3) Druckzunahme (d).

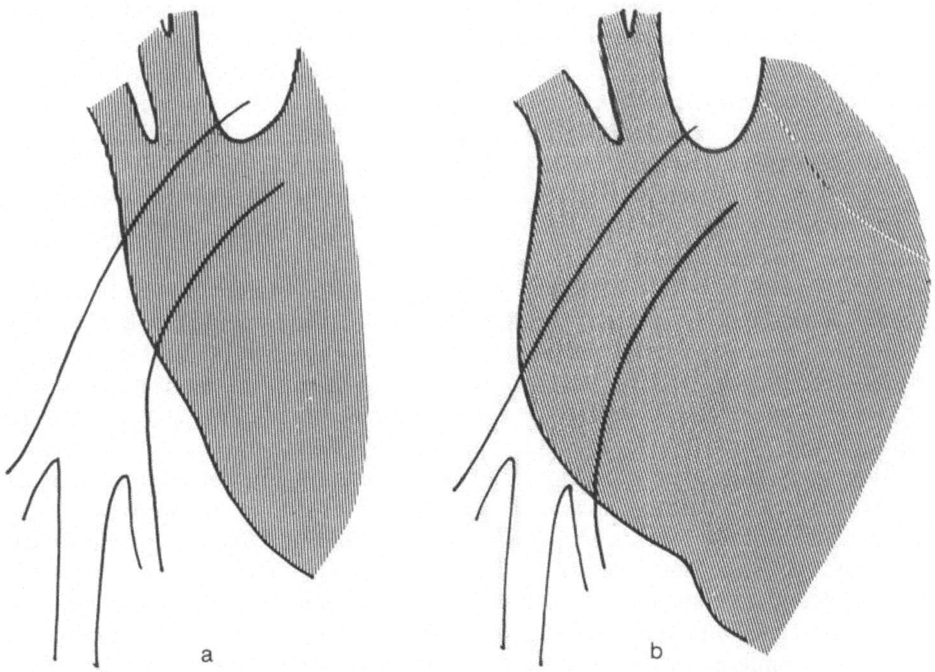

Abb. 3.8 a, b. Lungenvenenzusammenfluß am rechten Hilus. **a** Normal, **b** Venendilatation

Die Kaliberzunahme der Lungenvenen ist häufig erkennbar, vor allen in den Oberfeldern, und führt auch zu einer Dilatation der am Hilus zusammenfließenden Hauptäste, der an Maß zunimmt. Normalerweise bilden die rechten, am Hilus konfluierenden Oberlappenvenen einen spitzen Winkel mit der Pars intermedia der rechten Pulmonalarterie; bei starker Erweiterung überlagern sie die Arterienwand und führen zu einer Konvexität des rechten Hilus, die man auf dem dorsoventralen Röntgenbild erkennt (Abb. 3.8 a, b).

Das interstitielle Ödem

Normalerweise findet sich im Lungeninterstitium ein Fluß, der aus den kleinen Gefäßen stammt und durch die Lymphgefäße drainiert wird (Abb. 3.9 a). Bei Zunahme des venösen Druckes nimmt auch die interstitielle Flüssigkeit und die Drainage durch die Lymphgefäße zu: Sobald letztere nicht mehr in der Lage ist, die Zunahme des interstitiellen Flusses zu kompensieren, entsteht das interstitielle Ödem (Abb. 3.9 b), das sich zum alveolären Ödem entwickeln kann (Abb. 3.9 c).

Die Lymphgefäße der Lunge verlaufen im Interstitium zentripedal und münden über die bronchomediastinalen Äste in die Vv. subclaviae (Abb. 3.10).

Der Druckgradient, der den Lymphfluß unter normalen Umständen aufrecht erhält, ist klein; bei systemischer venöser Drucksteigerung wird er noch kleiner, wodurch die pulmonale Lymphstauung zunimmt. Das interstitielle Ödem ist aus hydrostatischen Gründen besonders an der Lungenbasis sichtbar, so daß hier durch die Verdichtung des Interstitiums die interlobulären Septen und subpleuralen Schichten sichtbar werden, wenn sie durch das Strahlenbündel tangential getroffen und nicht durch das umgebende Lungengewebe zu sehr aufgehellt sind.

Die linearen Schatten, die sich durch die verdichteten interlobulären Septen bilden, werden *Kerley-Linien* genannt und je nach Lage unterschieden: A (Spitzen), B (Basis), C (Überkreuzte), D (vorne, hinten) (Abb. 3.11). Die Verdickung des interstitiellen Gerüstes kann ein retikuläres Bild hervorrufen.

Die pleuralen Spalten, die bisweilen auch unter normalen Bedingungen sichtbar sind, können infolge des subpleuralen Ödems in ihrer ganzen Ausdehnung und verbreitert gesehen werden.

Die subpleuralen Verdichtungen infolge vermehrter interstitieller Flüssigkeit sind praktisch nicht von intrapleuralem Exsudat zu unterscheiden, wie es bei entzündlichen Prozessen auftreten kann; hinzu kommt, daß im Verlauf des interstitiellen Ödems gelegentlich eine intrapleurale Flüssigkeitsansammlung zu finden ist. Dieser Erguß sammelt sich in den kostophrenischen Winkeln an, in denen das Bild des sog. Winkelergusses (Meniskus) entstehen kann.

Manchmal sind diese Transudate von großem Ausmaß, vor allem, wenn die hämodynamische Störung auch das rechte Herz erfaßt, da in diesem Fall der Herzinsuffizienz auch der venöse Systemdruck erhöht und damit der Lymphrückfluß aus der Lunge behindert ist.

Die pleuralen Transudate resorbieren sich sehr langsam, vor allem über die Pleura visceralis, weshalb – da sich durch die Therapie die intrapulmonale Flüssigkeitsansammlung relativ rasch zurückbildet – Winkelergüsse noch relativ lange vorhanden sein können, auch wenn die Phase der akuten Lungenstauung schon überwunden ist.

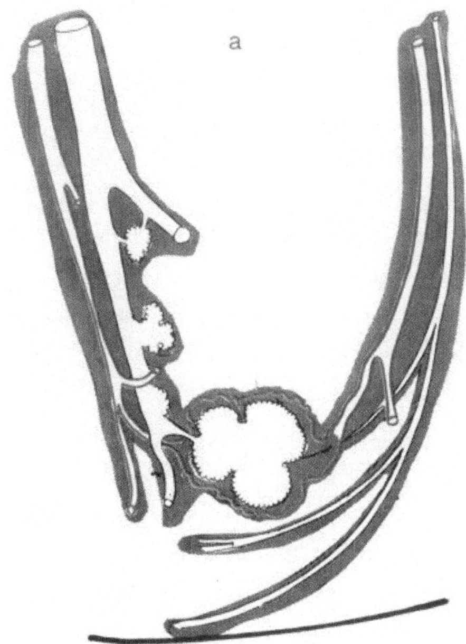

Abb. 3.9 a–c. Lungeninterstitium. **a** Normal,
b interstitielles Ödem, **c** alveoläres Ödem

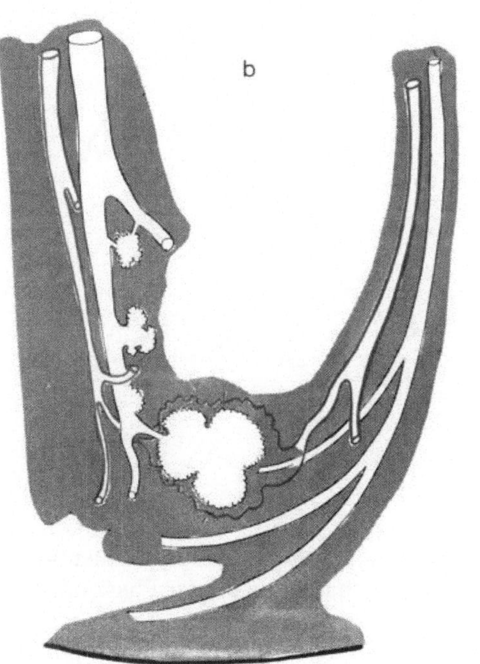

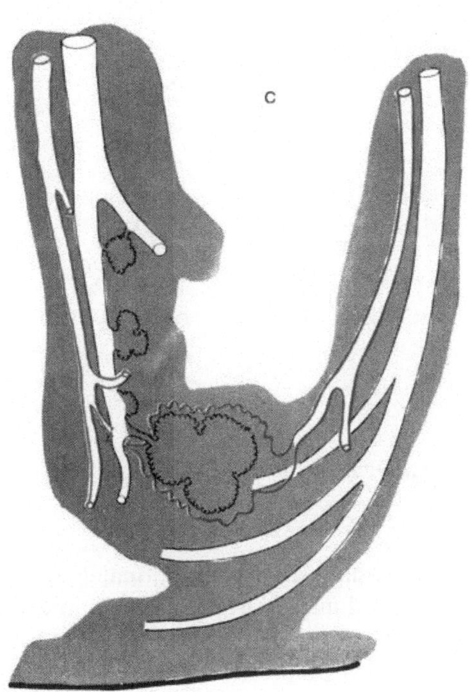

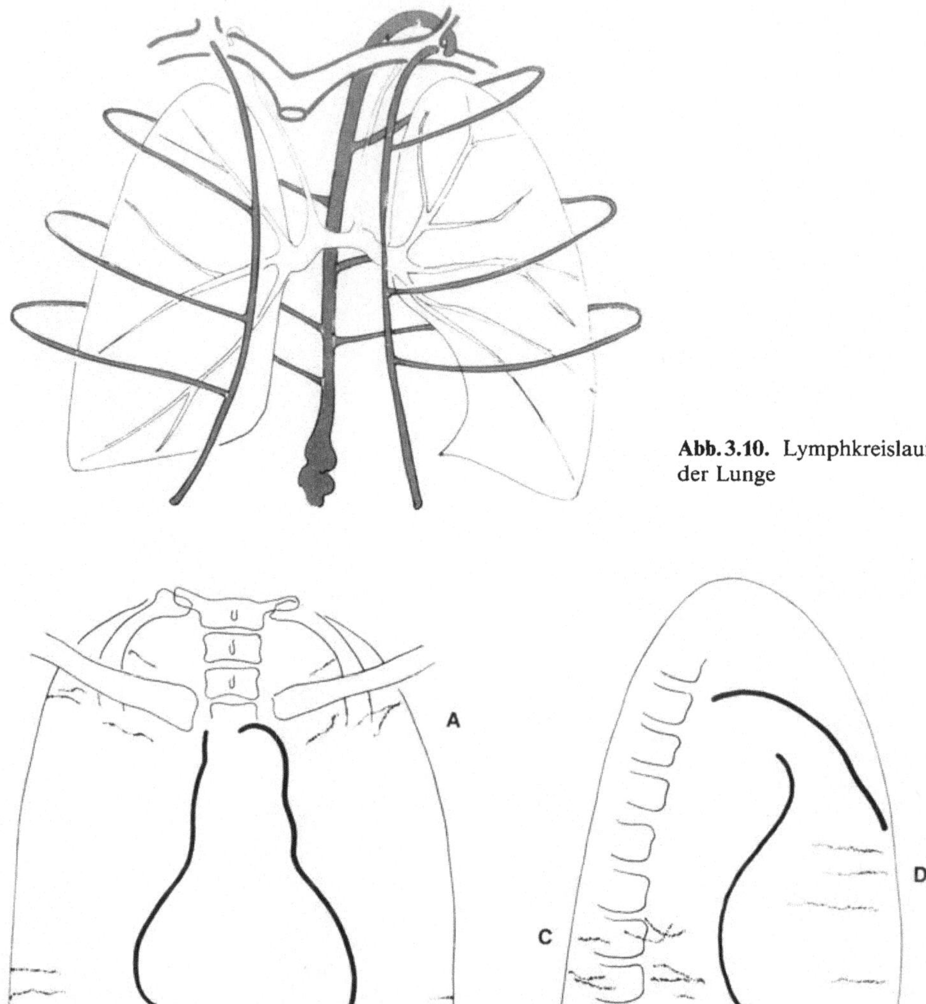

Abb. 3.10. Lymphkreislauf der Lunge

Abb. 3.11. Kerley-Linien (*A, B* und *C, D*)

Deshalb sind die pulmonalen Zeichen der Stauung zuverlässiger als die pleuralen, will man feststellen, ob ein interstitielles Ödem sich noch in akuter Phase oder in der Phase der Resorption befindet.

In der akuten Phase muß die Flüssigkeitsansammlung im Interstitium ein größeres Ausmaß annehmen, um erkannt zu werden; daraus folgt, daß sowohl in der akuten als auch in der Resorptionsphase die radiologischen Zeichen der Ansammlung oder des Verschwindens des interstitiellen Ödems mit einer gewissen Verzögerung auftreten.

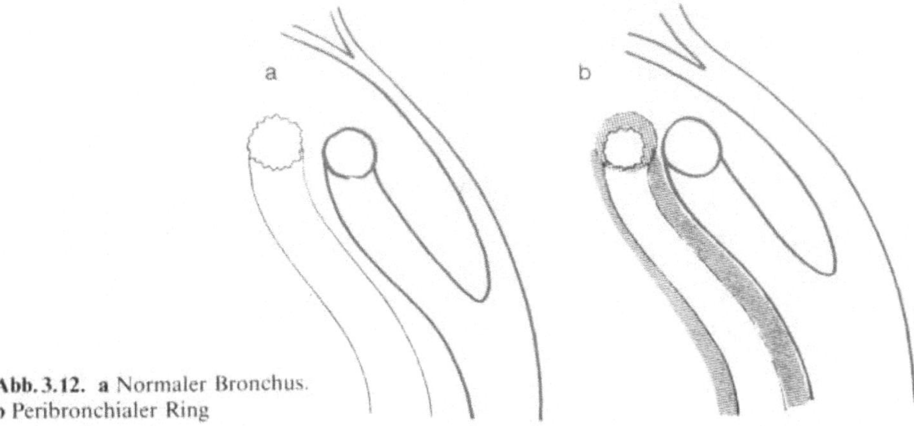

Abb. 3.12. a Normaler Bronchus.
b Peribronchialer Ring

Weitere Zeichen der Lungenstauung und des interstitiellen Ödems sind besonders der hiläre und perihiläre Transparenzverlust und die verschwommenen
Gefäßränder.

Wenn der Bronchus von der Strahlung en face getroffen ist, bedingt die Flüssigkeitsansammlung außerhalb seiner Wand den Peribronchialring (Abb. 3.12 a, b),
der auf dem dorsoventralen Bild am vorderen Segmentbronchus des Oberlappens
erkannt werden kann.

Der echte Peribronchialring wird nur beim interstitiellen Ödem beobachtet und
muß von einer Verdickung der Bronchialwand bei chronischer Bronchitis unterschieden werden.

Eine beträchtliche Zunahme der interstitiellen Flüssigkeit kann auch zu einer
Kompression der Bronchiolen und Arteriolen führen, wodurch die Inspiration
behindert wird und der arterielle Druck steigt (mit der Möglichkeit von arteriove-
nösen Shunts).

Bei Zunahme der interstitiellen Lungenzeichnung ohne Temperaturanstieg
sollte man immer an eine mögliche Stauung denken, auch wenn das Herz eine
normale oder annähernd normale Größe hat; in diesem Fall denke man an die
ischämische Herzerkrankung oder den Zustand nach einem ersten Herzinfarkt,
die meist noch keine sichtbare Herzvergrößerung hervorrufen. Mit der Ansammlung einer größeren interstitiellen Flüssigkeitsmenge an der Lungenbasis wird man
auch eine Umverteilung nach kranial beobachten, wodurch apikal die durch die
Drucksteigerung schon vermehrt sichtbaren Gefäße noch stärker hervortreten
(Abb. 3.13).

Ein interstitielles Ödem größeren Ausmaßes bringt auch einen Verlust von Lungencompliance mit sich, so daß man in tiefer Inspiration einen relativen Zwerchfellhochstand und manchmal basale Atelektasen beobachten kann (Abb. 3.14).

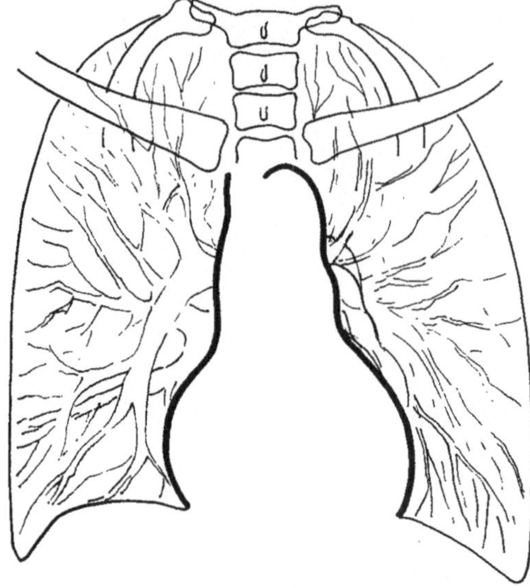

Abb. 3.13. Stauungslunge

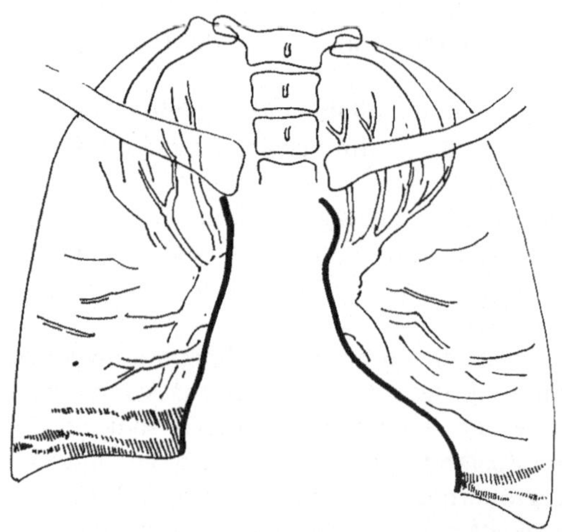

Abb. 3.14. Stauungslunge mit Zwerchfellhochstand und basalen Atelektasen

Das alveoläre Ödem

Das interstitielle Ödem kann zum Alveolarödem werden, das entsprechend seiner
Verteilung und dem Zustand des Lungenparenchyms verschiedene Formen
annehmen kann. In der Regel ist es durch konfluierende Verdichtungen gekennzeichnet, die einseitig oder bilateral auch in „Schmetterlingsform" auftreten
(Abb. 3.15 und 3.16).

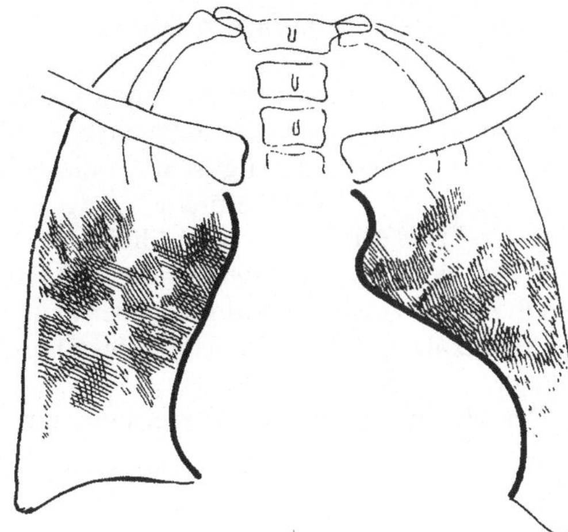

Abb. 3.15. Alveolar-(„Schmetterlings-")
Ödem

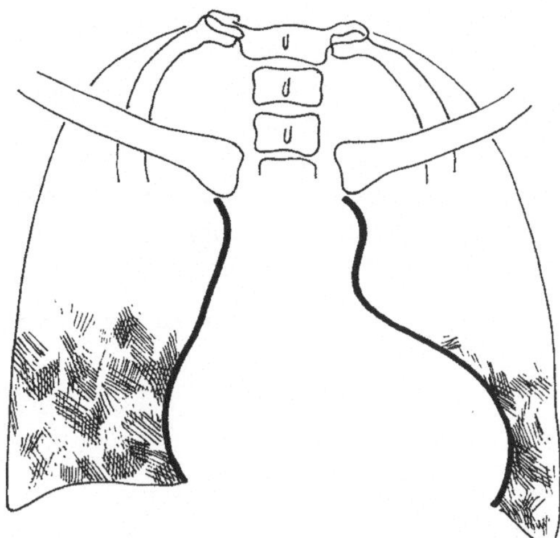

Abb. 3.16. Alveolarödem: basale Form

Manchmal ist die Verteilung völlig unregelmäßig mit einzelnen relativ transpa-
renten Zonen, die lokalen Emphysembezirken entsprechen, in denen sich kein
Ödem ansammeln kann. In diesem Fall entsteht ein fleckiges Bild, wie man es
aber auch in der Initial- und Resorptionsphase des konfluierenden Ödems beobachten kann.

Dem Bild des „Schmetterlings-" oder zentralen Ödems begegnet man häufiger
bei renal oder durch Hyperhydratation bedingtem Ödem, während das vorwiegend basale Ödem meist kardial bedingt ist.

Die Lunge bei vermehrtem Zufluß

Der vermehrte Zufluß über die Pulmonalarterie kann durch ein vermehrtes Großkreislaufvolumen wie in der Schwangerschaft, bei Polyglobulie, Hyperhydratation
und Thyreotoxikose bedingt sein: in diesen Fällen ist die obere Hohlvene vergrößert und der Gefäßstiel verbreitert; oder es liegt ein angeborener Herzfehler oder
eine AV-Fistel mit Links-rechts-Shunt vor.

Wenn die AV-Fistel oder abnorme Querverbindung auf Herzebene liegt, wird
die thorakale Aorta normal groß oder klein sein, während bei extrakardialem Sitz
die thorakale Aorta bis auf Höhe des Shuntabganges vergrößert ist (s. Linksbelastung).

Der Widerstand im Lungenkreislauf entspricht dem Verhältnis zwischen Druckgradienten und Fluß ($R = \dfrac{\Delta P}{F}$); bei aktiver Hyperämie können sich die Lungengefäße leicht erweitern, wodurch der Widerstand abnimmt und der Fluß ohne Ver-
änderung des Druckgradienten zunimmt ($R\!\downarrow = \dfrac{\Delta P}{F\uparrow}$). Mit dem vermehrten Zufluß
nehmen auch die Flußgeschwindigkeit und damit das Lungenzeitvolumen zu.

Die Gefäßerweiterung findet zunächst in den Reserveoberfeldern statt und führt
radiologisch zu einer gleichmäßigen pulmonalen Perfusion. Ein kleiner Links-
rechts-Shunt kann deshalb an der Vermehrung der apikal-subklavikulären Gefäßzeichnung erkannt werden (Abb. 3.17), während ein größerer Shunt zu einer allgemein vermehrten Gefäßzeichnung führt (Abb. 3.18).

Die Erweiterung der peripheren Gefäße hat ihre Grenzen: Da dann der Widerstand nicht weiter abnehmen kann, wächst der Druck mit steigendem Fluß
($R\!\downarrow = \dfrac{\Delta P\uparrow}{F\uparrow\uparrow}$), und es kommt zu einer hyperkinetischen Hypertension. Wenn der

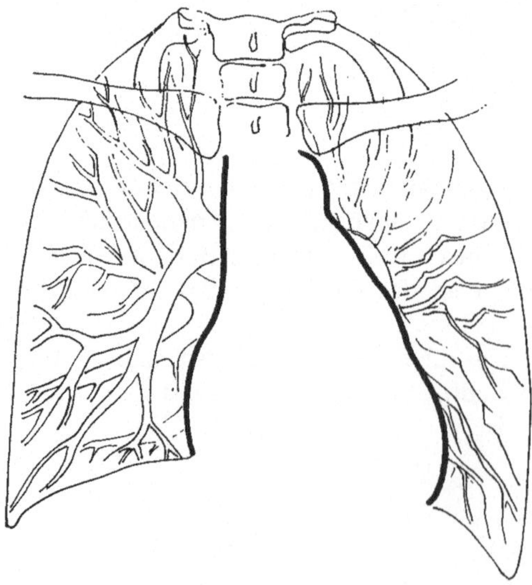

Abb. 3.17. Lunge bei vermehrtem Zufluß

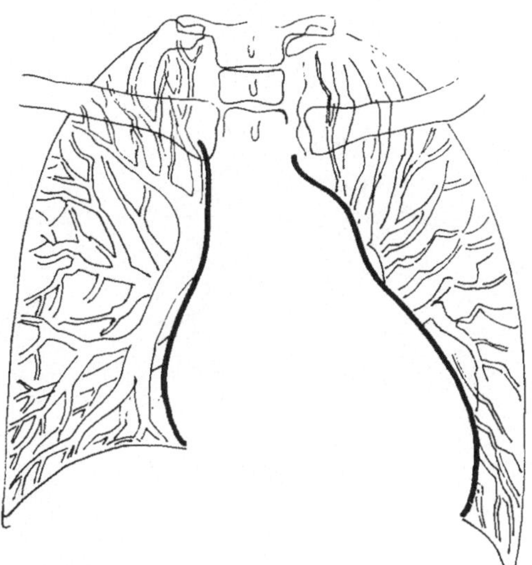

Abb. 3.18. Ventrikelseptumdefekt (s. S. 106)

vermehrte Zufluß nicht durch eine übermäßige Widerstandszunahme kompliziert ist, nehmen die Gefäße gleichmäßig vom Hilus in die Peripherie im Kaliber zu, wodurch auch eine gleichmäßige Verteilung in Ober- und Unterfeldern resultiert.

Die hypovaskularisierte Lunge

Die Lunge bei arterieller pulmonaler Hypertension

Hierbei findet man Wandveränderungen an den kleinen peripheren arteriellen Gefäßen mit Wandverdickung oder sogar Lumenobliteration, wodurch der Lungengefäßwiderstand steigt und die periphere Durchblutung abnimmt $(R\uparrow\uparrow = \frac{\Delta P\uparrow}{F\downarrow})$ (Abb. 3.19 und 3.20).

Der periphere Durchfluß nimmt ab, weshalb der Lungenmantel eine besondere Transparenz zeigt, während gleichzeitig das Kaliber der hilusnahen Gefäße zunimmt. Die erweiterten zentralen Gefäße gehen abrupt in die dünnen peripheren Gefäße über; die Sekundär- und Tertiäraufzweigungen können auch auffallend geschlängelt sein (Abb. 3.21 und 3.22).

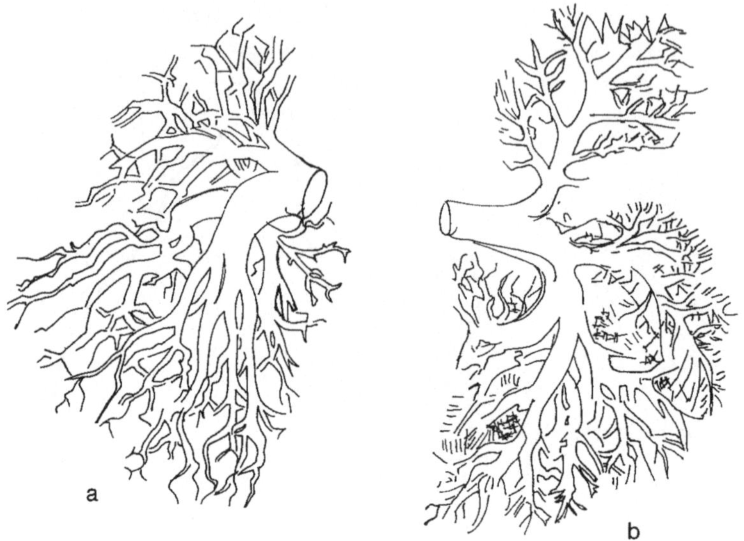

Abb. 3.19 a, b. Angiographisch normaler Gefäßbaum

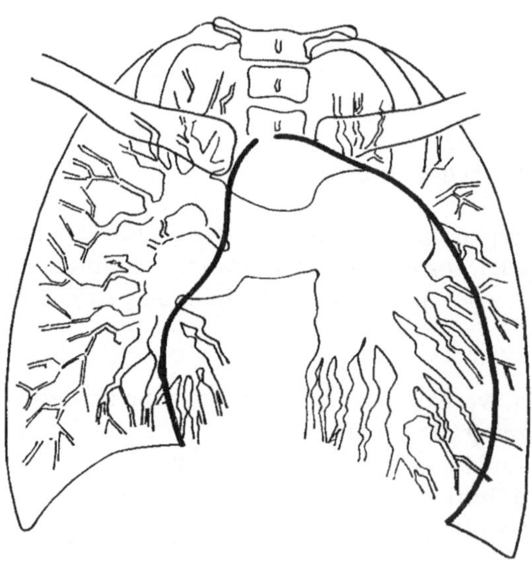

Abb. 3.20. Angiographisch pulmonale Hypertension

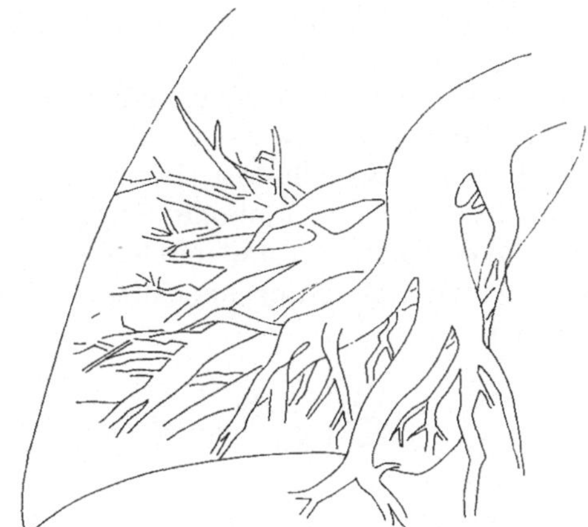

Abb. 3.21. Angiographie der Unterlappen-
gefäße bei pulmonaler Hypertension

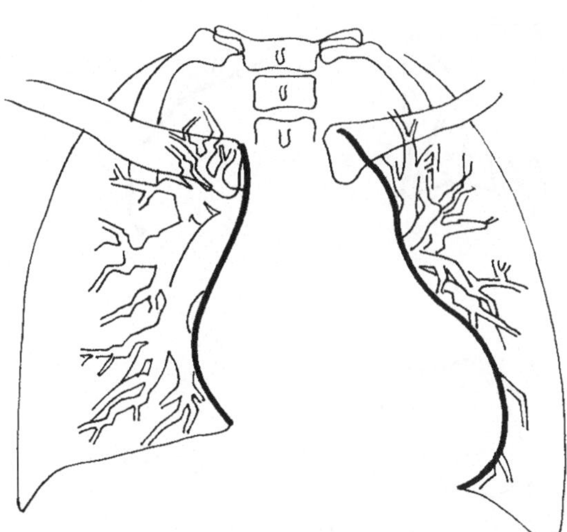

Abb. 3.22. Pulmonale Hypertension
bei Ventrikelseptumdefekt

Die Lunge bei aktiv vermindertem Zufluß

Um einen verminderten regionalen Lungendurchfluß erkennen zu können, muß die Aufnahme symmetrisch sein, mit orthograd eingestelltem Zentralstrahl. Ist eine korrekte Einstellung gesichert, muß man Lungenveränderungen (Emphysem, zystische Dysplasie, Embolie, Pneumothorax) oder extrapulmonale Veränderungen (Hypoplasie oder unilaterale Hypoplasie des Pektoralmuskels, der Mammae; Mastektomie, Skoliose) ausschließen, die einen verminderten Zufluß simulieren können.

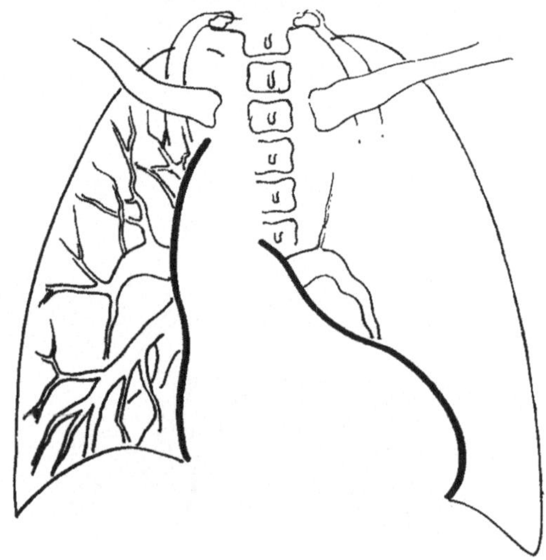

Abb. 3.23. Hypervaskularisation der linken Lunge bei Fallot-Tetralogie mit Arcus aortae dexter

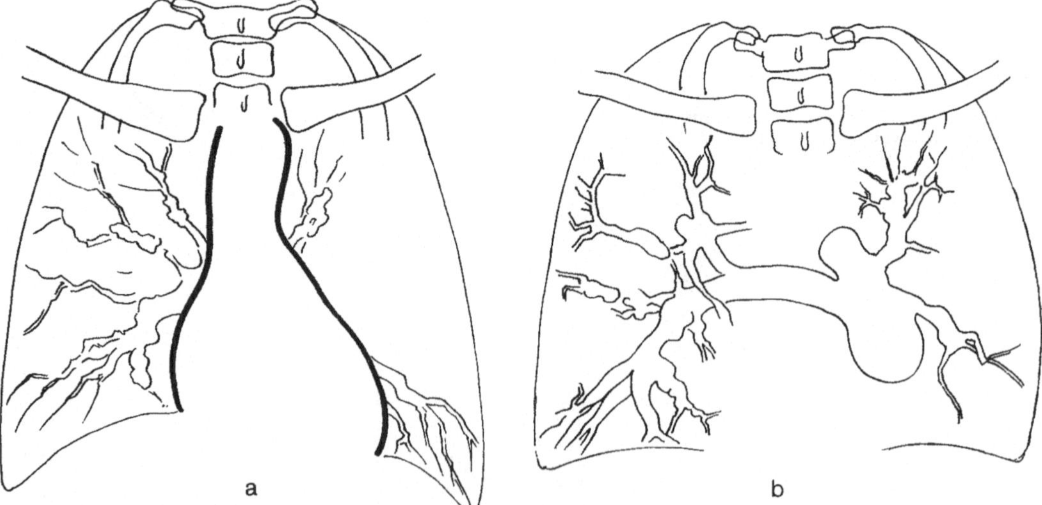

Abb. 3.24. a Periphere Pulmonalstenose. **b** Angiographie mit irregulär vermindertem Zufluß bei peripherer Pulmonalstenose

Hat man diese Möglichkeiten ausgeschlossen, dann denke man an periphere Pulmonalstenose oder an die Fallot-Tetralogie (Zyanose!). In der Regel ist bei vermindertem Zufluß auch die Gefäßzeichnung gleichmäßig vermindert, aber bei der Fallot-Tetralogie ist es möglich, daß eine Lunge vermindert, die andere aber nor-

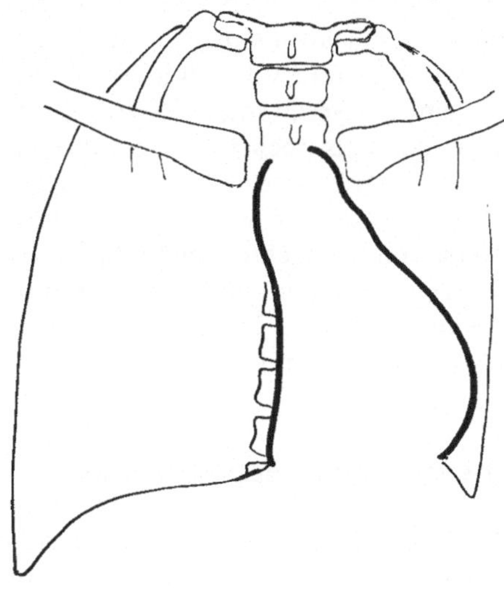

Abb. 3.25. Atresie der linken Pulmonalarterie mit Hypoplasie des linken Hemithorax und Verlagerung und Rotation des Herzens nach links

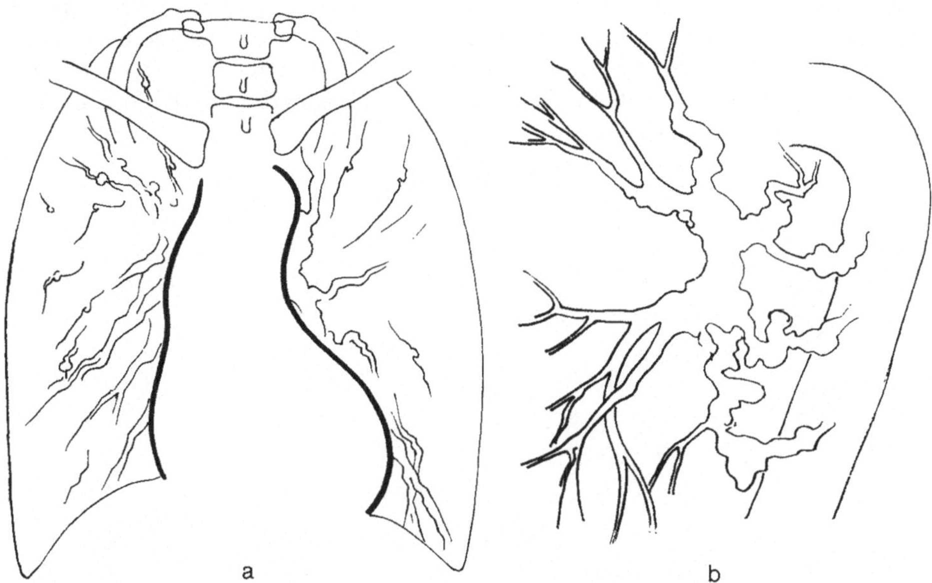

a   b

Abb. 3.26. **a** Ans Pulmonalgefäßnetz angeschlossener Bronchialkreislauf bei Pulmonalatresie (Pseudotruncus). **b** Angiographische Darstellung des Anschlusses der Bronchialarterie am Pulmonalgefäß

mal oder sogar vermehrt durchblutet ist. Nicht selten wird die Minderdurchblutung besonders im linken Oberlappen augenfällig, wenn eine Stenose oder Atresie der linken Pulmonalarterie oder ihrer Äste vorhanden ist (Abb. 3.23).

Bei peripheren Pulmonalstenosen alternieren Zonen mit vermindertem Zufluß und solche mit relativ normaler Durchblutung, wodurch irreguläre Gefäßbilder mit unregelmäßiger Zeichnung entstehen, ähnlich der, die man bei rezidivierenden Lungenembolien sehen kann; in sagittaler Projektion erkennt man aber die abrupten Kaliberschwankungen, die manchmal mit poststenotischen Erweiterungen kombiniert sind (Abb. 3.24 a, b).

Wenn der verminderte Zufluß durch Atresie einer Pulmonalarterie bedingt ist, weist der entsprechende Hemithorax in der Regel ein vermindertes Volumen infolge verminderter Expansion der entsprechenden Lunge auf (Abb. 3.25). Im Falle von Atresie einer Pulmonalarterie kann man die Erweiterung der Bronchialzirkulation beobachten, deren Gefäße aus der Aorta entspringen, geschlängelt und irregulär verlaufen und mehr peripher Anschluß an das Pulmonalarteriennetz gewinnen können. Der Herzschatten kann wegen der Rotation und Verlagerung des Herzens verändert sein (Abb. 3.26 a, b).

Abschließende Betrachtungen

Zur Beurteilung der Lungendurchblutung schreite man von den Oberfeldern zu den Unterfeldern, um einen vermehrten Zufluß in den oberen Abschnitten zu erkennen, eventuelle inferiore pulmonale Ursachen auszuschließen und eine venöse pulmonale Hypertension oder einen Links-rechts-Shunt festzustellen.

Es folgt dann die Beurteilung von der Peripherie zum Hilus mit dem Ziel, Zeichen der arteriellen pulmonalen Hypertension in Form einer peripheren Minderdurchblutung und abrupter Kaliberzunahmen in Hilusnähe zu erkennen. Zum Schluß vergleiche man beide Lungen: Einer Hypovaskularisation der linken Oberfelder begegnet man bei Fallot-Anomalie (Abb. 3.27).

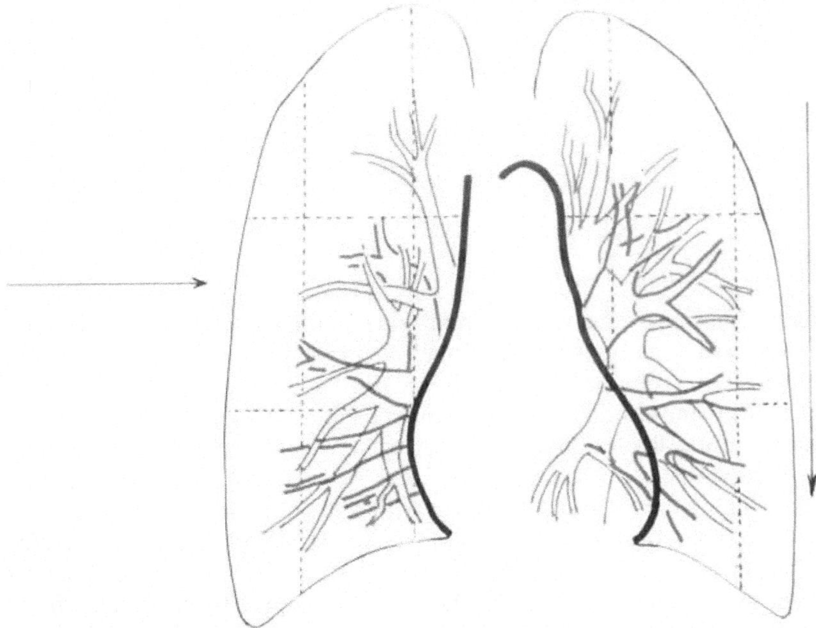

Abb. 3.27. Um eine periphere Gefäßabnahme (wie bei pulmonaler Hypertension) festzustellen, sollte die Beurteilung am besten horizontal von der Peripherie zum Zentrum erfolgen. Um Umverteilung oder apikale Hypervaskularisation zu erkennen, beurteile man von oben nach unten

4 Die Linksbelastung

Definition

Unter Linksbelastung versteht man eine pathologische Zunahme der normalen Druck- oder Volumenwerte im linken Ventrikel.

Die *Druckbelastung* kann durch ein Hindernis im Ausflußtrakt des linken Ventrikels (Subaortenstenose), am Klappenostium (Aortenklappenstenose), oberhalb davon (supravalvuläre Stenose) oder weiter distal (Isthmusstenose) und peripher (Systemhypertension) bedingt sein. Zur *Volumenbelastung* kommt es, wenn der linke Ventrikel in Diastole ein zusätzliches Volumen aufnehmen muß, wie ein Shuntvolumen bei Ventrikelseptumdefekt oder offenem Ductus Botalli, ein Pendelblut zwischen linkem Vorhof und Ventrikel bei Mitralinsuffizienz oder zwischen Aorta und linkem Ventrikel bei Aorteninsuffizienz oder ein vermehrtes Restblut bei Linksversagen. Der linke Ventrikel wird entsprechend vergrößert sein.

Da der (end-)diastolische Ventrikeldruck vor allem bei Myokardhypertrophie und -fibrose erhöht sein kann, können die Oberlappenvenen erweitert erscheinen (s. Lungenstauung).

In diesem Kapitel wird auch die Mitralstenose behandelt, da sie zu einer Vergrößerung des linken Vorhofs führt, obgleich sich bei ihr in der Regel eine Rechtsbelastung findet.

Auch werden kurz die Linksbelastungen durch Shunt besprochen, die nicht selten mit einer variablen Rechtsbelastung kombiniert sind.

Strukturen der radiologischen Untersuchung

Die radiologische Diagnose einer Linksbelastung und die Unterscheidung der möglichen Ursachen stützt sich auf die Analyse folgender Herzgefäßabschnitte: Aortenbogen, linker Vorhof mit Herzohr, linker Ventrikel.

Der linke Herzrand

Die Beurteilung einer Linksbelastung beginnt mit der Analyse des linken Herzrandes auf einer Aufnahme in sagittaler Projektion (Abb. 4.1). Der linke Herzrand besteht von oben nach unten aus dem Aortenknopf oder dorsalem Anteil des Bogens, dem Pulmonalarterienstamm, dem linken Herzohr und dem linken Ventrikel, der normalerweise die Herzspitze bildet.

Längs des linken Herzrands erkennt man meist 3 Segmente (Abb. 4.2a, b); seltener 4, wenn das linke Herzohr besonders prominent ist (Abb. 4.2c).

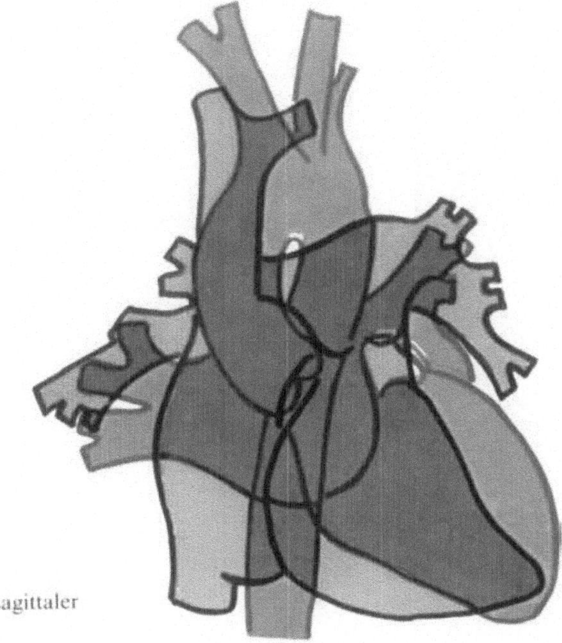

Abb. 4.1. Herz und große Gefäße in sagittaler Projektion

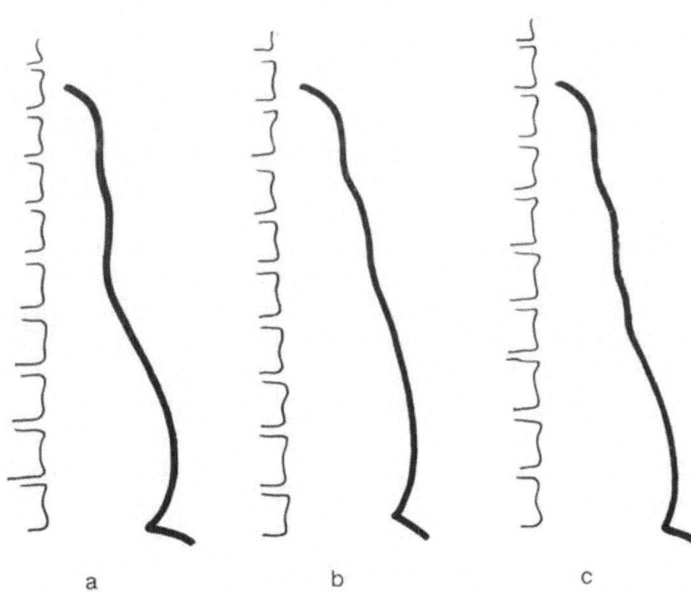

Abb. 4.2 a–c. Segmente des linken Herzrandes

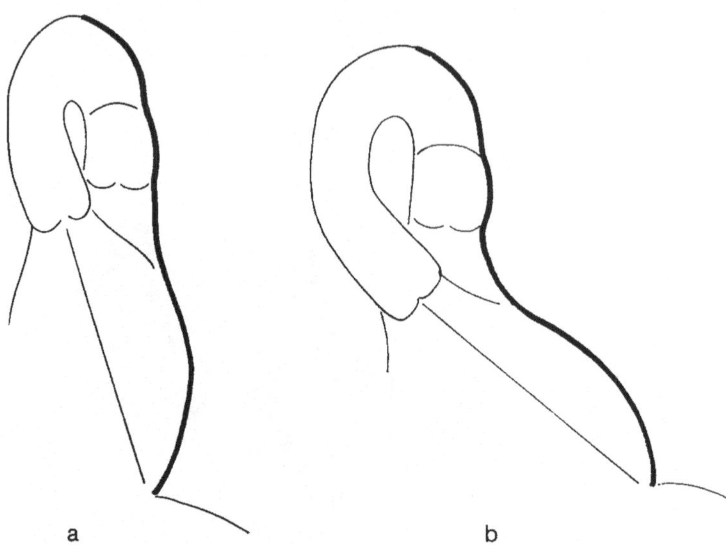

Abb. 4.3 a, b. Formen der Herzbucht

Die Herzbucht kann je nach Lage des Herzens (Längsachse des linken Ventrikels) und der Länge des Herzohrs mehr oder weniger konkav sein (Abb. 4.3 a, b).

Bei tiefem Zwerchfellstand in Inspiration (Abb. 4.3 a) ist die Konkavität weniger ausgeprägt oder kann fast ganz verschwinden. Auch der linke Ventrikelrand kann verschieden aussehen (Abb. 4.4). Bei Druckbelastung wird der Ventrikel länger, die Herzspitze verlagert sich im Verhältnis zur Zwerchfellkuppe nach vorn links. Diese Formänderung ist schwer festzustellen, weil der freie Rand oberhalb des Zwerchfells sich nur wenig verändert (Abb. 4.4 b). Nur bei schwerer konzentrischer Ventrikelhypertrophie (Abb. 4.4 c) kann man die vermehrte Rundung des Randes mit einer relativ tief liegenden Konvexität erkennen.

Bei Volumenbelastung dagegen nehmen sowohl die transversalen als auch die longitudinalen Diameter zu, so daß der obere Rand des linken Ventrikels nach links oben verlagert wird, wodurch seine Konvexität vor allem im oberen Bereich zunimmt (Abb. 4.4 d). Bei starker Hypertrophie kann diese Unterscheidung nur echokardiographisch erfolgen.

Die Breite des linken Ventrikels wird gemessen von der Medianlinie bis zum stärksten Vorspringen des linken Randes; dieser Abstand (evtl. korrigiert um die röntgentechnische Vergrößerung) wird zur Körperoberfläche in Bezug gesetzt. Der Normalwert sollte 53 mm/m^2 nicht überschreiten; leider ist dieses Maß, wie viele Herzmaße, stark von dem Zwerchfellstand abhängig (Abb. 4.5). Mit flachem Zwerchfell (A) rotiert das Herz etwas nach rechts und erscheint in der Projektion verlängert und schmaler, wodurch die Ventrikelbreite abnimmt; bei hochstehendem Zwerchfell (B) tritt das Gegenteil ein.

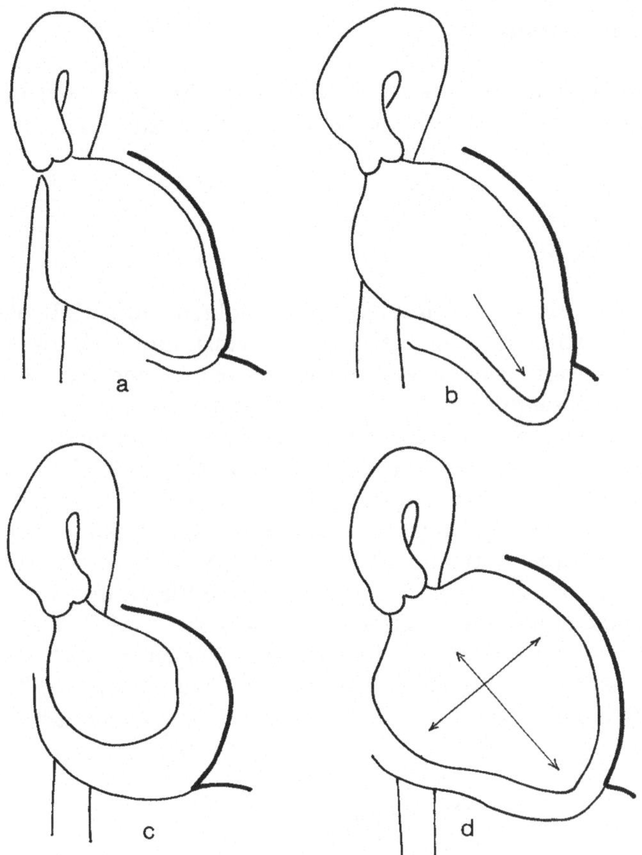

Abb. 4.4 a–d. Formen des linken Ventrikels. **a** Normal, **b** Druckbelastung, **c** konzentrische Hypertrophie, **d** Volumenbelastung

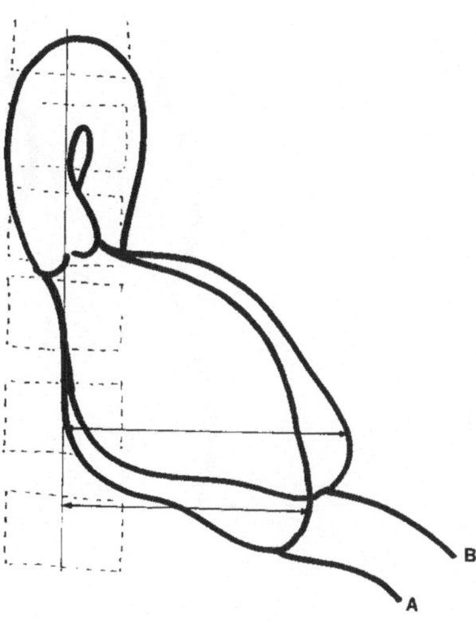

Abb. 4.5. Beurteilung der Breite des linken Ventrikels (*A* Einatmung, *B* Ausatmung)

Die Druckbelastung

Die Differentialdiagnose einer Druckbelastung erfolgt, indem man 3 Abschnitte der thorakalen Aorta beurteilt: die Aszendens, den Aortenknopf und die Deszendens.

Die thorakale Aorta

Die Aorta ascendens kann infolge eines erhöhten Durchflußvolumens erweitert sein (wie bei extrakardialem Links-rechts-Shunt), durch Druckzunahme (wie bei Systemhypertension), poststenotisch (bei Aortenklappenstenose) oder durch primäre Wandveränderungen (Sklerose, Aneurysma); den gleichen Ursachen begegnet man auch bei Erweiterung des Pulmonalarterienstammes.

Bei Aortenklappenstenose verursacht die poststenotische Dilatation eine Prominenz der Aszendens am rechten Herzrand; die Erweiterung erstreckt sich, progressiv abnehmend, über den Bogen bis zum Aortenknopf, aber nicht weiter; deshalb springen Bogen und Aortenknopf nach oben und außen vor (Abb. 4.6). Die Deszendens nimmt dagegen wieder eine normale Größe an und verläuft gerade nach unten und innen (gestrichelte Linie in Abb. 4.6).

Bei Isthmusstenose (Abb. 4.7) findet man außer einer prästenotischen Erweiterung der Aszendens und des Aortenknopfes häufig eine Kerbe auf Höhe des Isthmus; unterhalb kann die Aorta erweitert sein (poststenotische Dilatation). Auf

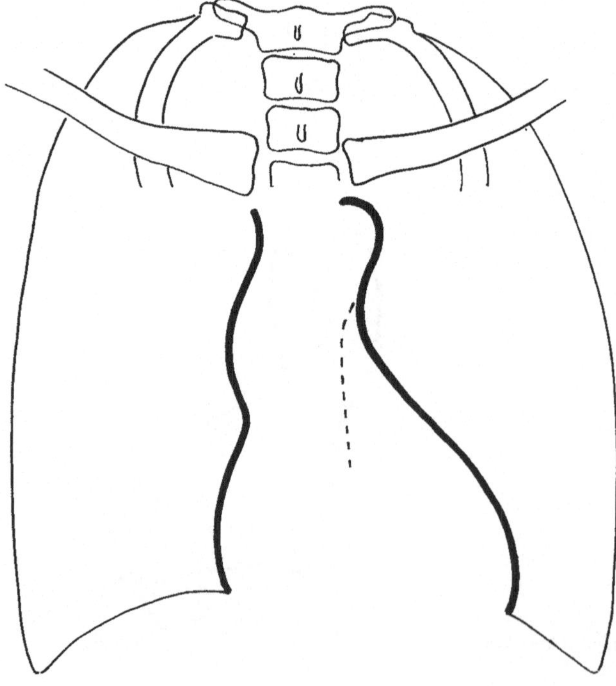

Abb. 4.6. Thorakale Aorta bei Druckbelastung (Aortenklappenstenose) (s. S. 109)

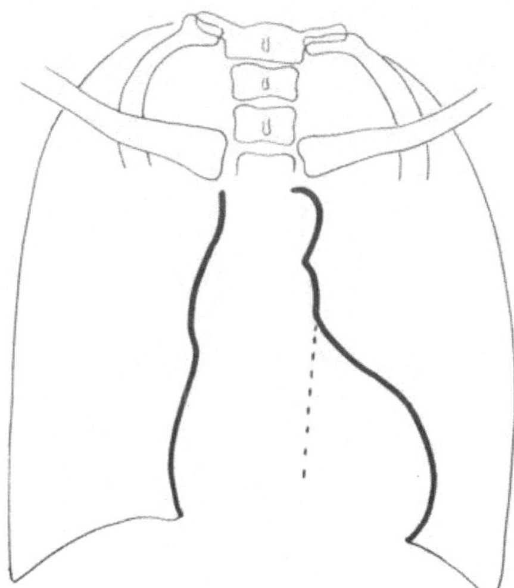

Abb. 4.7. Isthmusstenose der Aorta

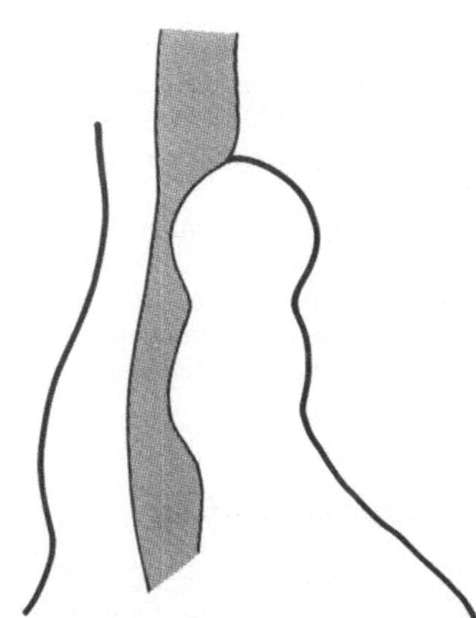

Abb. 4.8. Epsilonzeichen (s. S. 110)

der Aufnahme in sagittaler Projektion kann man mit Hilfe eines Ösophagogramms die 2 erweiterten Aortenabschnitte an der Eindellung des Oesophagus erkennen (Abb. 4.8). So bildet sich das für die Isthmusstenose typische Epsilonzeichen. Vor allem bei Kindern kann dieses Zeichen (wie auch die Rippenusuren) mehr oder weniger deutlich sein.

Bei Säuglingen und Neugeborenen begegnet man auch Formen mit Hypoplasie der Aorta vor dem Isthmus (präduktale Isthmusstenose). Sowohl im prä- als auch poststenotischen Bereich können sich schon bei Jugendlichen Aneurysmen ausbilden.

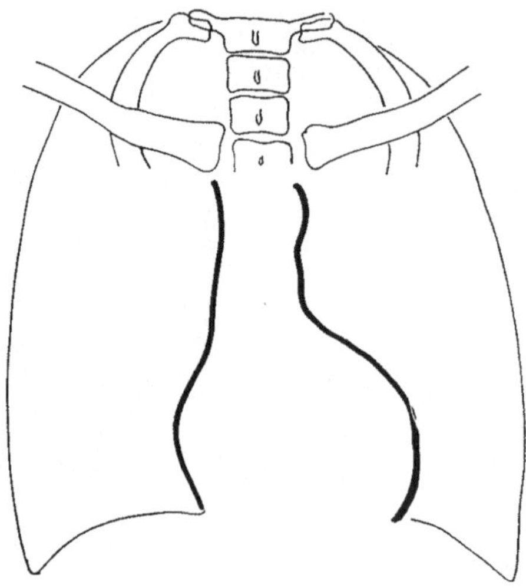

Abb. 4.9. Subaortenstenose (s. S. 111)

Bei Subaortenstenose kann die Aorta normale oder kleine Dimensionen aufweisen, während der Ventrikel vermehrt gerundet oder verlängert ist (Abb. 4.9). Auch in dieser Situation ist die echokardiographische Untersuchung unbedingt notwendig.

Bei arterieller Systemhypertension verlängert sich und dilatiert die gesamte thorakale Aorta progressiv, während der Ventrikel länger wird und sich stärker rundet (Abb. 4.10a, b). Mit Anhalten und Verschlechterung des hypertensiven Zustandes kann es zum Linksversagen kommen; dann erkennt man die Querdehnung des Ventrikels und die Zeichen der Lungenstauung (Abb. 4.10c); auch kann ein Pleuraerguß auftreten.

Die Volumenbelastung

Die Volumenbelastung ist durch eine gleichmäßige Dilatation des Ventrikelcavums gekennzeichnet (Abb. 4.4d). Für die Diagnose ist es sehr wichtig, die Zunahme des transversalen Durchmessers zu erkennen, die eine Verlagerung des freien Ventrikelrandes nach links oben verursacht. Die Ventrikelspitze rundet sich und kranial formt sich die sog. Schulter des linken Ventrikels, wodurch sich die Herzbucht vertieft. Diese Veränderung des linken Herzrandes ist sehr charakteristisch und wird besonders deutlich, wenn man auf einer Serie von Aufnahmen die zunehmende Ventrikelerweiterung verfolgen kann (Abb. 4.10a–c). Das gleiche Bild kann durch eine starke konzentrische Hypertrophie entstehen, die allerdings seltener als die Querdehnung ist. Im Zweifelsfalle lassen sich durch echokardiographische Untersuchung beide Formen unterscheiden.

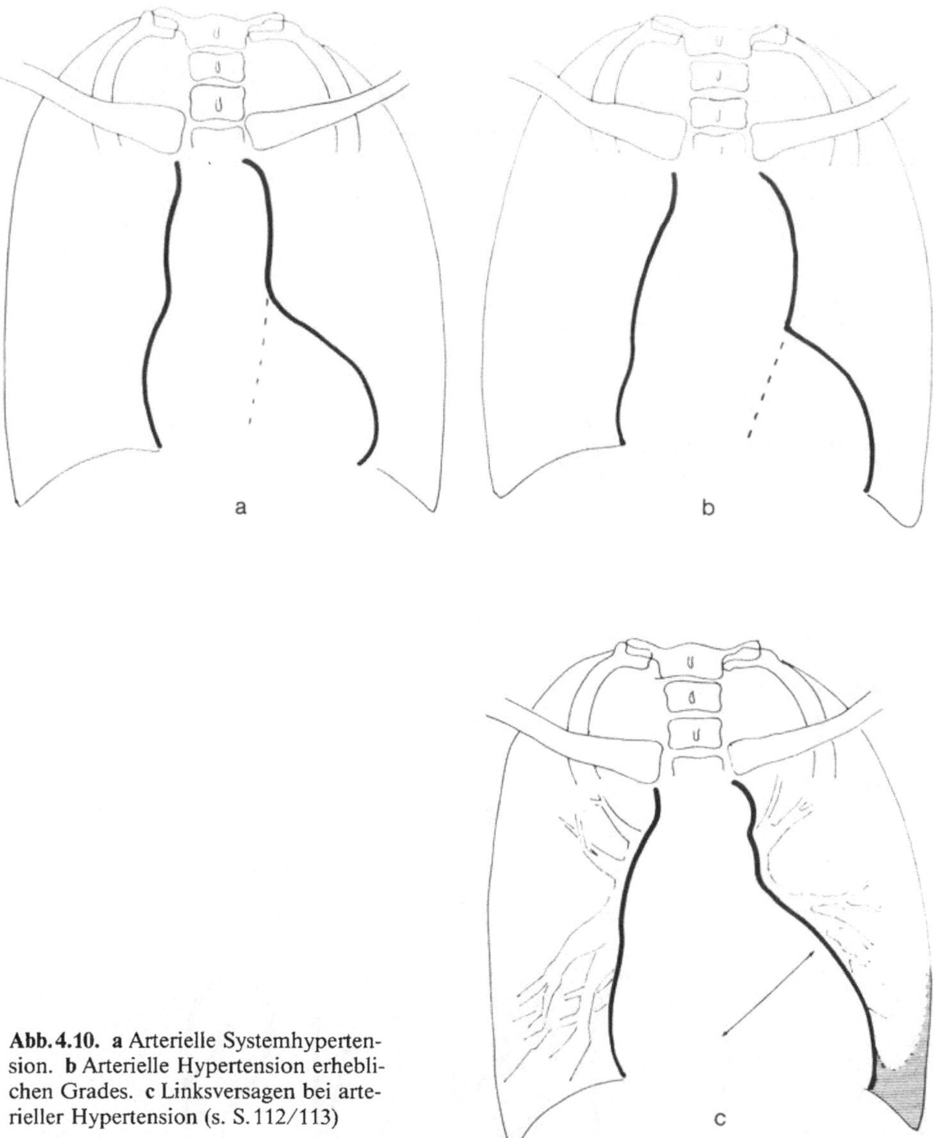

Abb.4.10. **a** Arterielle Systemhypertension. **b** Arterielle Hypertension erheblichen Grades. **c** Linksversagen bei arterieller Hypertension (s. S.112/113)

Im Falle eines derart veränderten Herzrandes sollte man die Lungengefäßzeichnung analysieren, um evtl. eine leichte Erweiterung der oberen Pulmonalvenen
(s.Lungenstauung) festzustellen (nicht selten bei linksseitiger Druck- oder Volumenbelastung, da der linke Vorhofdruck schon erhöht sein kann, bevor das Herzversagen manifest wird).

Die Rotation des Herzens und des Aortenbogens

Die Herzbucht kann „leer" erscheinen, d.h. ohne die Kontur des Pulmonalarterienstammes, so daß nur der linke Hauptast erkennbar ist (Abb. 4.11). Dies ist die Auswirkung einer Rechtsrotation des Herzens, wie man sie bei starker Vergrößerung des linken Ventrikels antrifft, vor allem bei Querverbreiterung, aber manchmal auch im Falle einer erheblichen Ventrikelhypertrophie.

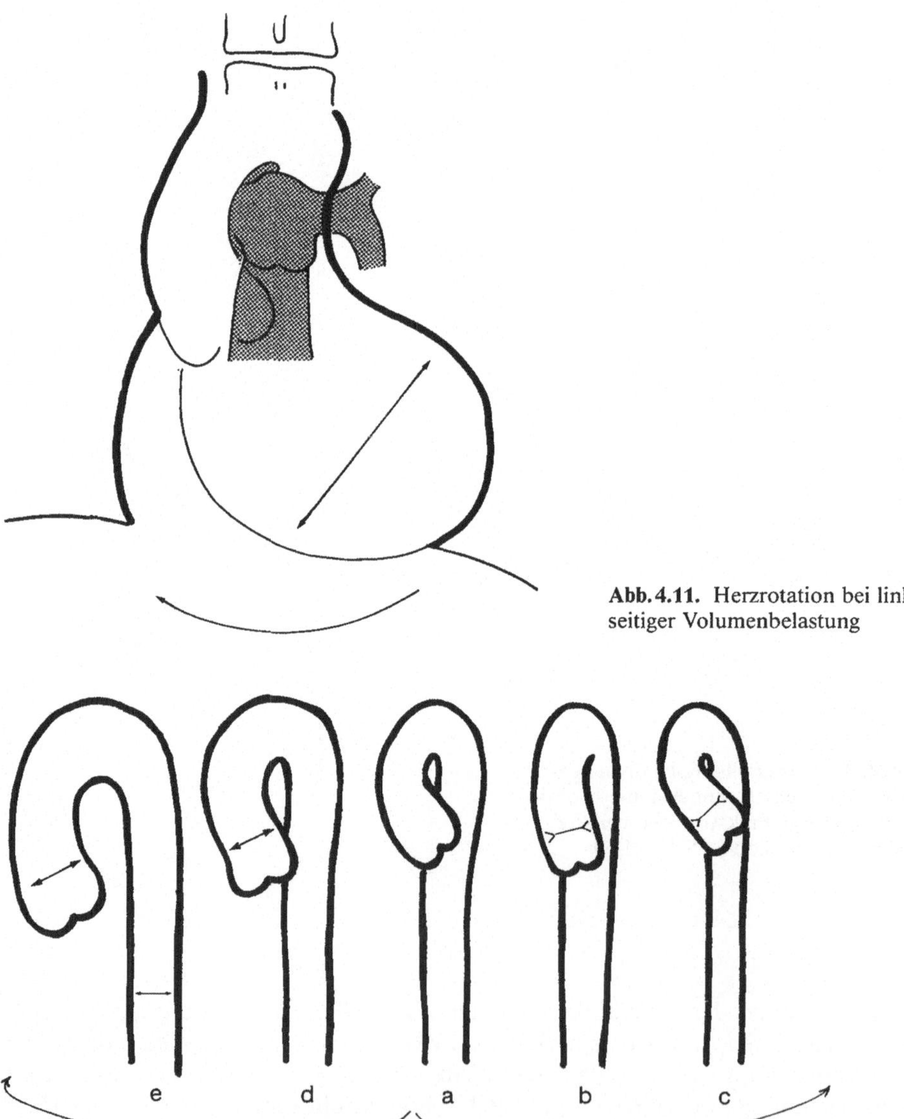

Abb. 4.11. Herzrotation bei linksseitiger Volumenbelastung

Abb. 4.12a–e. Rotation des Aortenbogens (**a** Normale Lage, **b,c** Linksrotation bei Rechtsbelastung, **d,e** Rechtsrotation bei Linksbelastung)

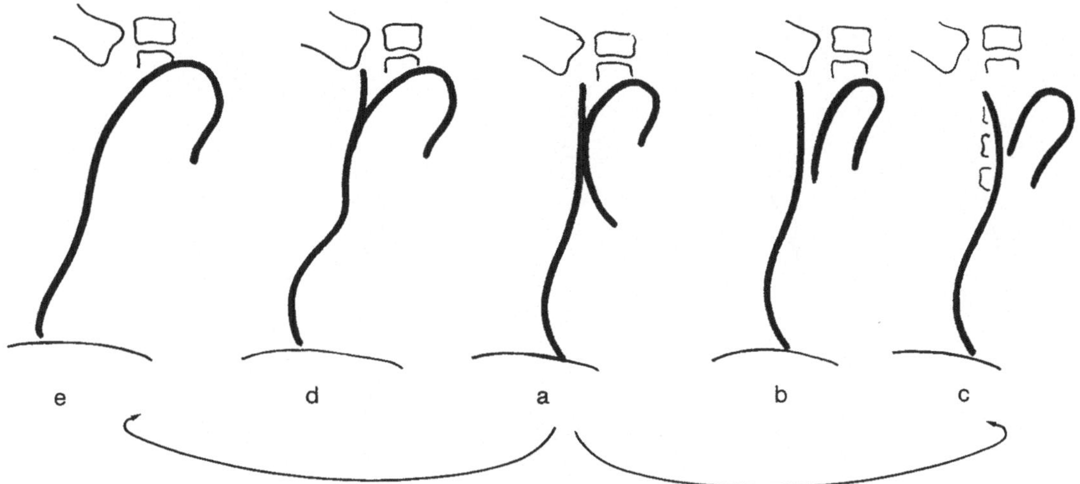

Abb. 4.13a–e. Lage des rechten Vorhofes bei Herzrotation (**a** Normale Lage, **b,c** Linksrotation, **d,e** Rechtsrotation)

Die Rechtsrotation stellt das Gegenteil der Linksrotation dar, die man fast regelmäßig bei rechtsseitiger Volumenbelastung beobachtet, selbst wenn diese geringeren Grades ist. Die Rechtsrotation sieht man dagegen nur, wenn die Vergrößerung des linken Ventrikels ein gewisses Ausmaß erreicht hat da er mehr Platz hat, sich nach links und hinten auszudehnen.

Die Rechtsrotation betrifft nicht nur den Pulmonalarterienstamm, wobei sich die Herzbucht vertieft, sondern auch die Aorta aszendens, wodurch der Aortenbogen sich stärker öffnet (Abb. 4.12 e–d) und die Aszendens am rechten Herzrand stärker hervortritt (3. Segment).

Die Rechtsrotation kann auch zu einer Rechtsverlagerung des rechten Vorhofes führen (Abb. 4.13).

Die Aorteninsuffizienz und -stenose

Die Differentialdiagnose zwischen Aorteninsuffizienz und -stenose beruht auf der Beurteilung der Aorta, wenn Herzversagen und Lungenstauung ausgeschlossen wurden. Die Aorteninsuffizienz führt zu einer Erweiterung der gesamten Aorta, auch der Deszendens. Diese Erweiterung kann manchmal nicht bemerkt werden, wenn die Aufnahme in diastolischer Phase ausgeführt wurde, d. h., wenn das Pendelvolumen zwischen Aorta und linkem Ventrikel sich in letzterem (und nicht in der Aorta) befindet; dann sollte aber die Quererweiterung des linken Ventrikels erkennbar sein. Im umgekehrten Fall, wenn die Aufnahme während Ventrikelsystole gemacht wurde, erscheint die thorakale Aorta insgesamt erweitert, während der linke Ventrikel fast Normalgröße annehmen kann.

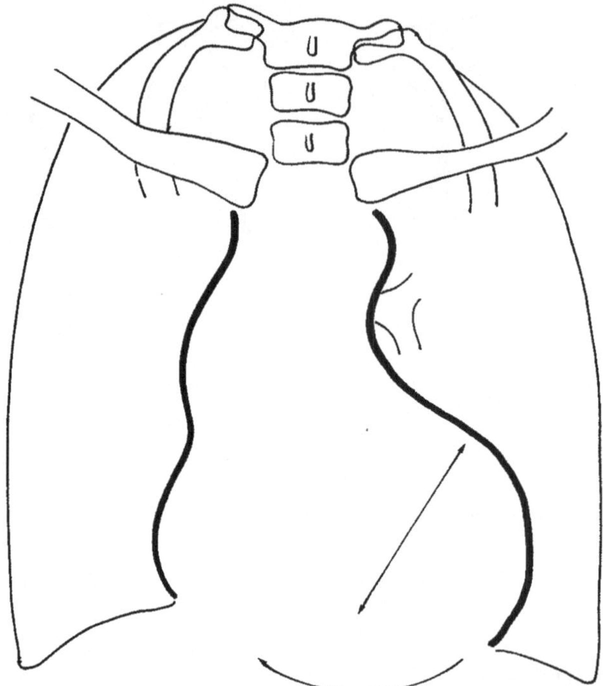

Abb. 4.14. Linksseitige Volumenbelastung bei Insuffizienz und Stenose der Aorta (s. S. 114/115)

Es ist jedoch wahrscheinlicher, daß eine Aufnahme während der Ventrikeldia-stole ausgeführt wird und nicht während der Systole, da bei normaler Herzfre-quenz die Diastolendauer länger ist als die Systolendauer.

Im Zweifelsfall erlaubt die Durchleuchtung des Aortenknopfes und des dorsa-len Bogenanteils eine Differenzierung: Bei Aorteninsuffizienz findet man starke Pulsationen des dorsalen Bogenanteiles und der gesamten thorakalen Aorta, wäh-rend die Aortenstenose durch verminderte Pulsationen des Aortenknopfes gekennzeichnet ist, die im Gegensatz stehen zu den stärkeren Pulsationen der Aszendens infolge des Jets durch die Stenose.

Bei einem erweiterten linken Ventrikel mit prominenter Aszendens und vergrö-ßertem Aortenknopf, aber einer Deszendens fast normaler Größe, denke man an eine Kombination von Stenose und Insuffizienz der Aorta, wenn keine Zeichen der Lungenstauung vorhanden sind (Abb. 4.14).

Der linke Vorhof

Die Differentialdiagnose der linksseitigen Volumenbelastung wird nach Analyse der Aorta und Ausschluß einer Lungenstauung mit der Beurteilung des linken Vorhofs fortgesetzt, die besonders wichtig ist, wenn die Aorta klein ist oder die Herzbucht „ausgefüllt" erscheint.

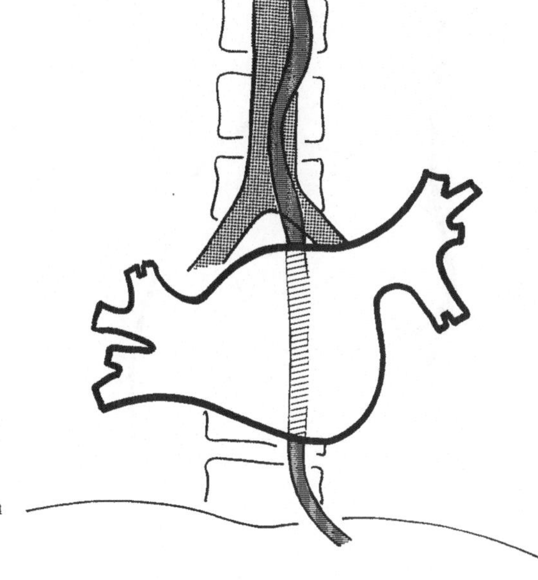

Abb. 4.15. Linker Vorhof: normale Form

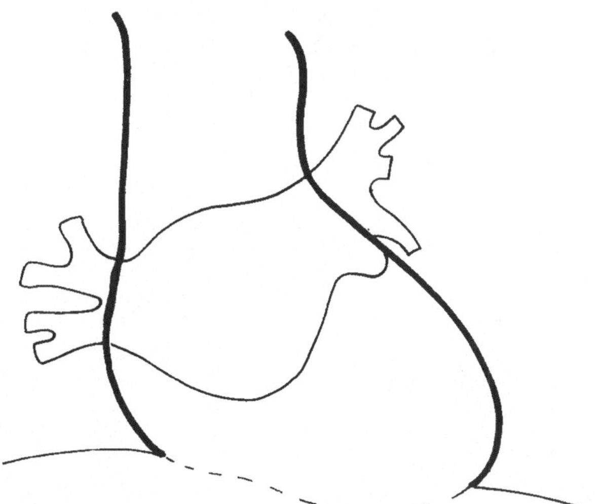

Abb. 4.16. Herz und normaler
linker Vorhof

Der linke Vorhof ist die am weitesten dorsal gelegene Herzkammer und befindet sich normalerweise unterhalb beider Hauptbronchien vor dem Ösophagus (Abb. 4.15). Er ist am kleinsten am Ende der Diastole, am größten am Ende der Systole, wobei er den Herzrand nie überschreitet. Lediglich das Herzohr erreicht den linken Herzrand in der Herzbucht, erzeugt aber in der Regel keine Prominenz und kein durch kleine Kerben abgetrenntes Segment (Abb. 4.16).

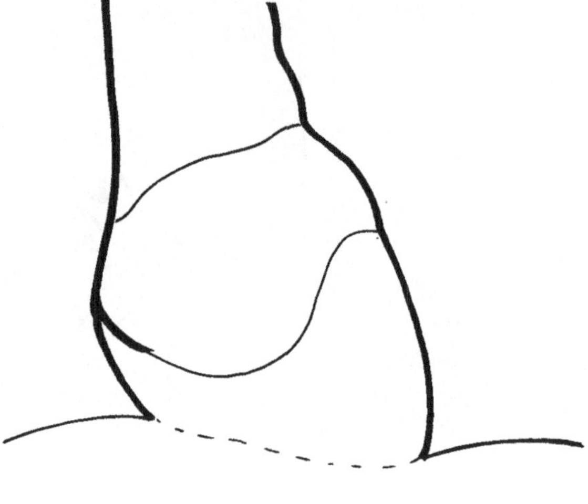

Abb. 4.17. Doppelkontur innerhalb des rechten Vorhofs

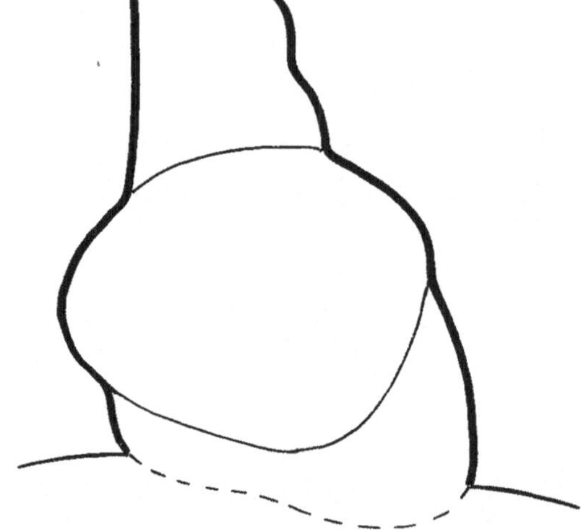

Abb. 4.18. Starke Vergrößerung des
linken Vorhofs (3. Segment am rechten Herzrand) bei Mitralstenose

Wenn das Herzohr in die Herzbucht vorspringt, muß man feststellen, ob der
linke Vorhof vergrößert ist, da das Herzohr einen Reserveraum im Falle einer
Volumenzunahme im Vorhof darstellt.

Manchmal ist das Herzohr besonders groß, ohne erweitert zu sein, weshalb man
nach anderen Zeichen der Vorhofvergrößerung – wie wir noch sehen werden – in
anderen Projektionen suchen muß.

Auf der Aufnahme in sagittaler Projektion kann man schon ein charakteristisches Zeichen der Vorhofvergrößerung erkennen, die *Doppelkontur innerhalb des
rechten Vorhofschattens:* Vom rechten Herzrand ausgehend erkennt man den
Unterrand des linken Vorhofs innerhalb des Schattens des rechten Vorhofs
(Abb. 4.17). Diese Doppelkontur entsteht dadurch, daß sich im kranialen Anteil

beide Vorhöfe überlagern, dorsal aber die Röntgenstrahlen nur durch den rechten Vorhof geschwächt werden. Hierbei wird die Schwächungsdifferenz besonders stark, wenn der linke Vorhof vergrößert ist, d. h. ein größeres Blutvolumen enthält.

Bei starker Volumenvermehrung im linken Vorhof nähert sich seine untere Begrenzung dem Zwerchfell und kann dieses im Extremfall erreichen.

Die Volumenzunahme des linken Vorhofs erfolgt aber auch in anderen Richtungen, wodurch sich links die Herzbucht „füllt" und am rechten Herzrand distal ein 3. oder 4. Segment sichtbar wird (Abb. 4.18).

Dieses zusätzliche Segment am rechten Herzrand ist in der Regel gut sichtbar, während die Veränderungen des linken Herzrandes auch vom Ausmaß der Vergrößerung des linken Ventrikels abhängen.

Die Mitralstenose und -insuffizienz

Im Falle der Mitralstenose weist der linke Ventrikel meist normale oder reduzierte Dimensionen auf, weshalb der vergrößerte linke Vorhof stärker hervorspringt und am Herzrand gut abgrenzbar ist, auch wenn die gleichzeitige pulmonale Hypertension eine Rechtsbelastung mit Linksrotation hervorruft (Abb. 4.19).

Im Falle der Mitralinsuffizienz füllt der vergrößerte linke Vorhof die Herzbucht aus, aber gleichzeitig ist der linke Ventrikel querverbreitert, so daß seine Kontur weiter nach oben und außen reicht. Deshalb kann in diesen Fällen die Vorhofvergrößerung auch zu keiner Prominenz führen, so daß sich eine einzige durchgehende Kontur vom Gefäßstiel bis zur Herzspitze bildet, die für die Mitralinsuffizienz charakteristisch ist (Abb. 4.20).

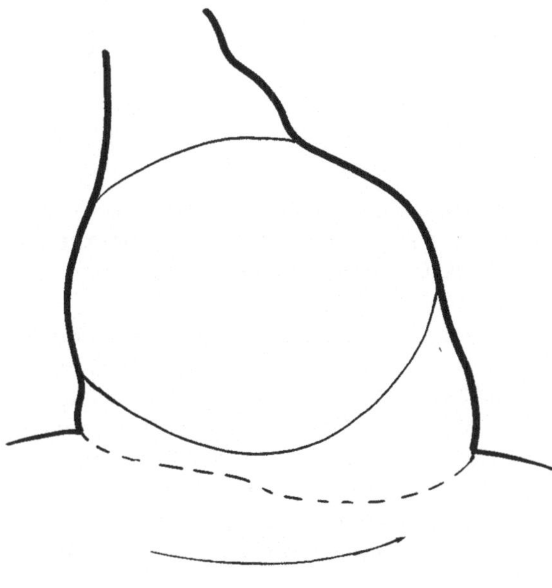

Abb. 4.19. Linker Vorhof und linker Ventrikel bei Mitralstenose (s. S. 117)

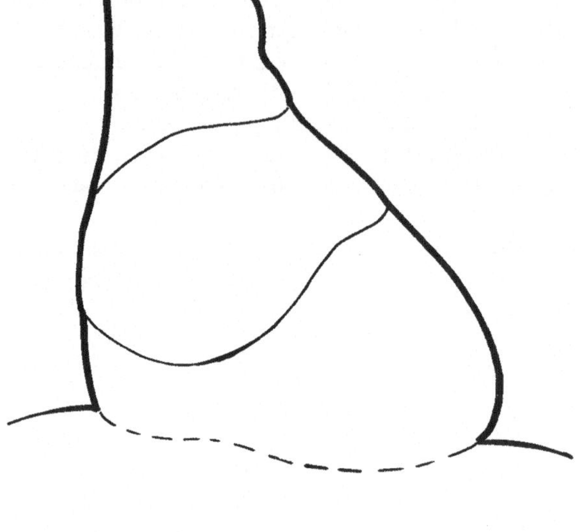

Abb. 4.20. Linker Vorhof und linker Ventrikel bei Mitralinsuffizienz (s. S. 118)

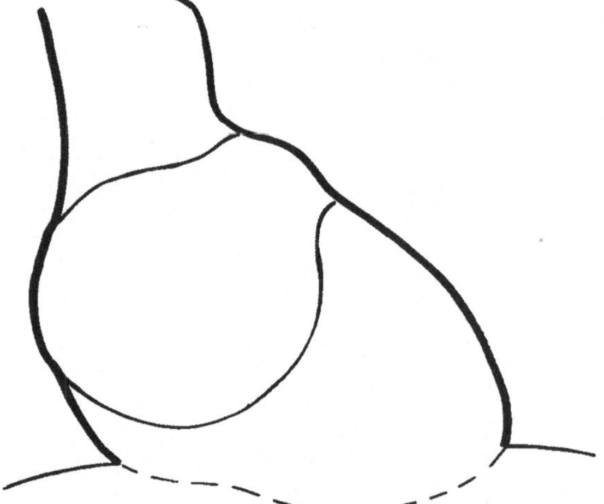

Abb. 4.21. Linker Vorhof und linker Ventrikel bei Mitralinsuffizienz

Das Herz nimmt dadurch eine Dreiecks- oder „Zeltform" an. Die Volumenvermehrung des linken Ventrikels ist proportional der des linken Vorhofs (Abb. 4.21 und 4.22). Trotzdem kann eine Vorhofprominenz entstehen, wenn der linke Vorhof stark vergrößert ist oder fibrilliert.

Die Vergrößerung des linken Vorhofs führt auch zu einer *Ösophagusverlagerung* (meist nach rechts); diese Verlagerung, die oberhalb des Zwerchfells beginnt (Abb. 4.23), erstreckt sich mehr nach kaudal als kranial und kann ausnahmsweise einen Winkel am Oberrand des Vorhofs bilden (Abb. 4.24).

Bei Mitralvitien ist die Aorta fast immer normalgroß oder klein; der Aortenknopf, der klein und kaum sichtbar sein kann, liegt dann tiefer unmittelbar auf dem Pulmonalarterienstamm: Deshalb erscheint der Gefäßstil klein im Vergleich zur Vorhofvergrößerung und der „Dreiecksform" des Herzens.

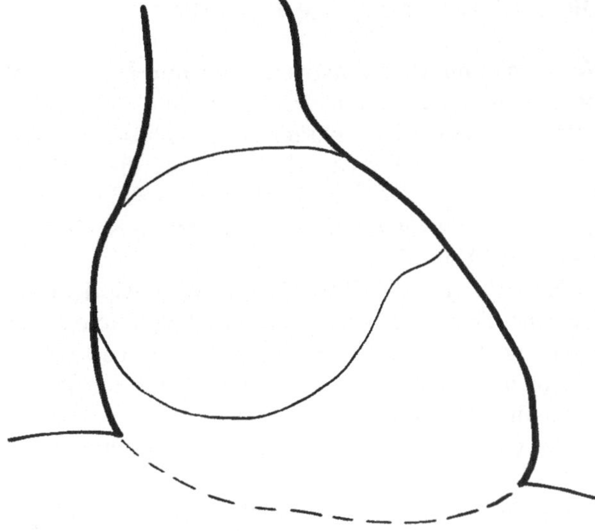

Abb. 4.22. Linker Vorhof und linker Ventrikel bei Mitralinsuffizienz

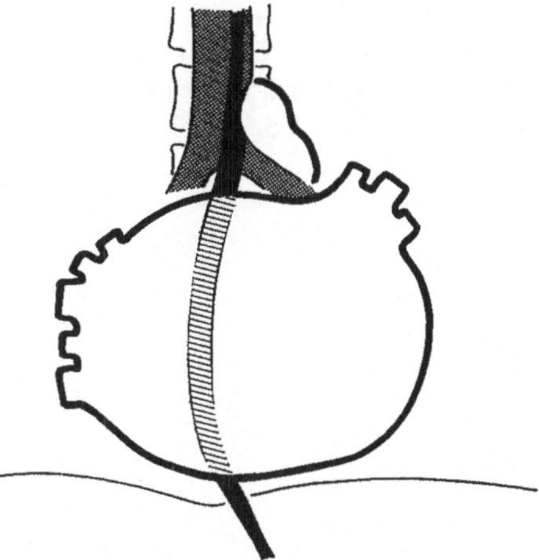

Abb. 4.23. Ösophagusverlagerung bei Vergrößerung des linken Vorhofes

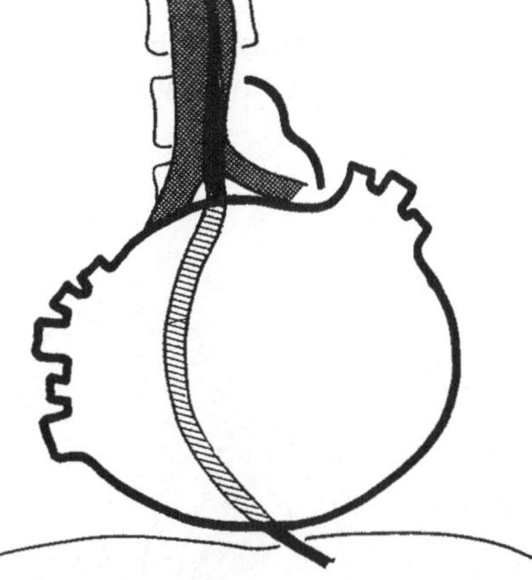

Abb. 4.24. Stärkere Ösophagusverlagerung bei Vergrößerung des linken Vorhofes

Die vordere schräglinke Projektion

Wenn man mit dem dorsoventralen Bild eine Vorhof- oder Ventrikelvergrößerung nicht ausschließen kann, muß man eine 2. Projektion heranziehen, die bei Linksbelastung die vordere schräglinke ist. Diese Projektion erhält man, wenn man den Patienten 45° nach rechts dreht, so daß die Distanz von der vorderen Wirbelsäulenkante bis zur vorderen Thoraxbegrenzung oberhalb des Zwerchfells doppelt so groß ist wie dorsal von der hinteren Wirbelsäulenkante bis zur dorsalen Thoraxbegrenzung (Abb. 4.25).

Die vordere schräglinke Projektion entspricht einer echten Frontalansicht des Herzens: Der linke Ventrikel bildet den hinteren Herzrand und überragt normalerweise die Wirbelsäule nicht; oberhalb davon befindet sich der linke Vorhof, der den oberen Abschnitt der hinteren Kontur bildet, und darüber der linke Hauptbronchus (Abb. 4.26 a).

Der Übergang Vorhof/Ventrikel ist manchmal an einer kleinen Kerbe zu erkennen.

Der Aortenbogen ist in dieser Projektion völlig „offen", so daß die Beurteilung der Aszendens, des hinteren Teils des Bogens und der Deszendens leichter ist als in jeder anderen Projektion; vor allem in vorderer schräglinker Projektion bildet die Aszendens den anterosuperioren Rand des Mediastinums.

Das Aussehen des hinteren Herzrandes hängt von den Dimensionen des linken Vorhofes und Ventrikels ab. Wenn die Aufnahme nach tiefem Einatmen erfolgt ist, besteht zwischen linkem Hauptbronchus und linkem Vorhof ein freier Raum (Abb. 4.27 a). Bei Exspiration oder Zwerchfellhochstand verschwindet dieser Raum, da das Herz nach oben und nach dorsal verlagert wird. Im Falle von Vorhofvergrößerung wird dieser Raum vom erweiterten linken Vorhof eingenommen

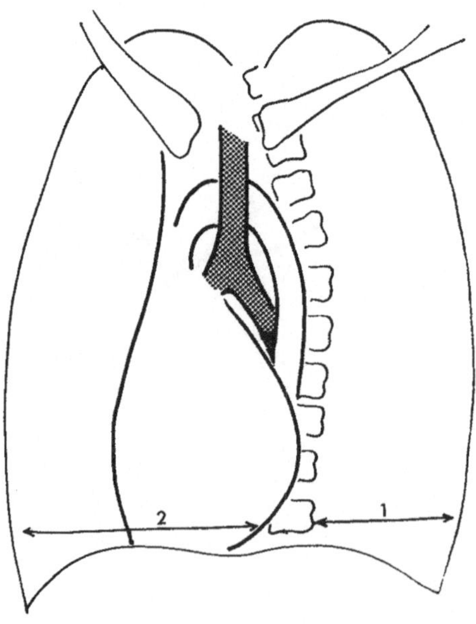

Abb. 4.25. Korrekte vordere schräglinke Projektion

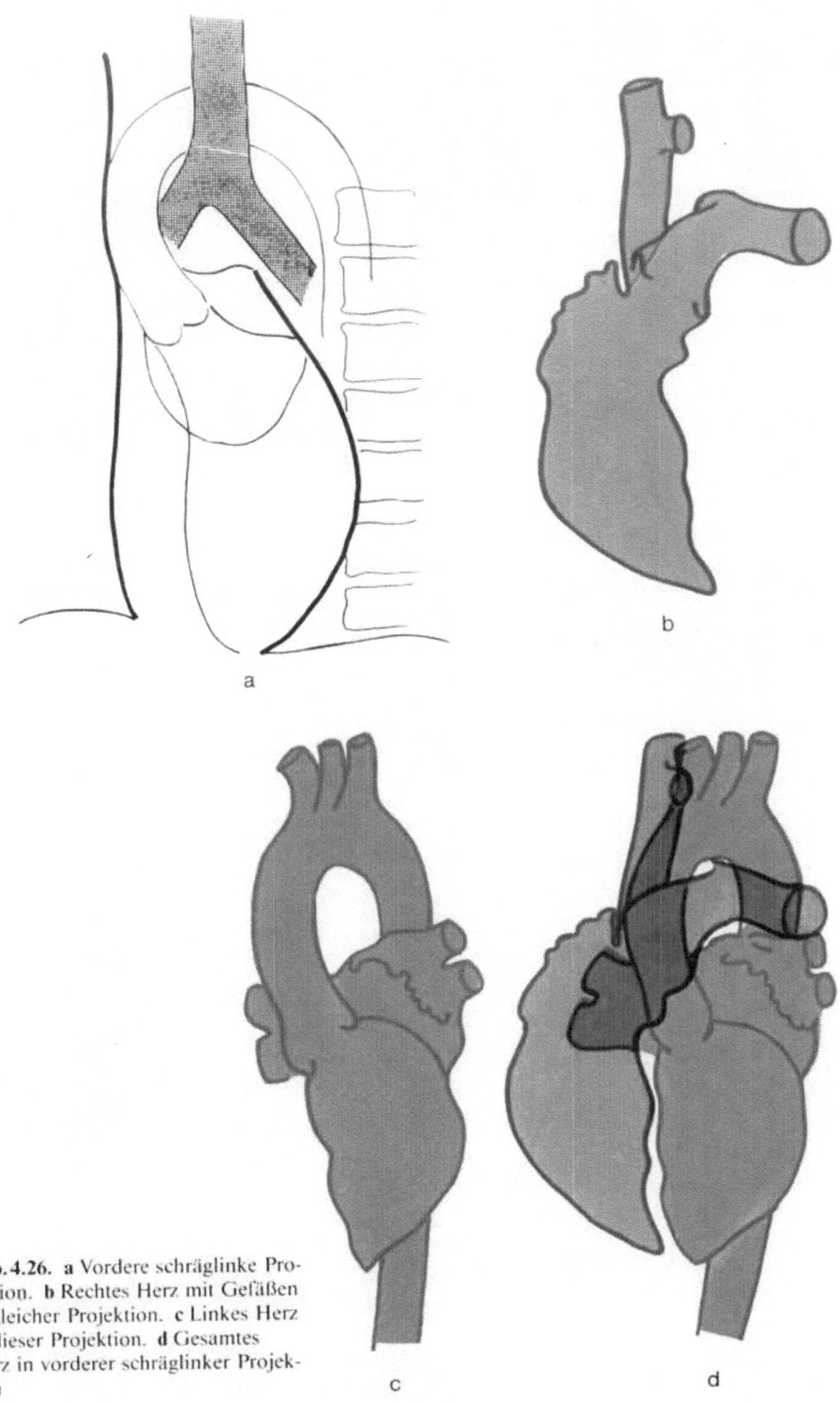

Abb. 4.26. a Vordere schräglinke Projektion. **b** Rechtes Herz mit Gefäßen in gleicher Projektion. **c** Linkes Herz in dieser Projektion. **d** Gesamtes Herz in vorderer schräglinker Projektion

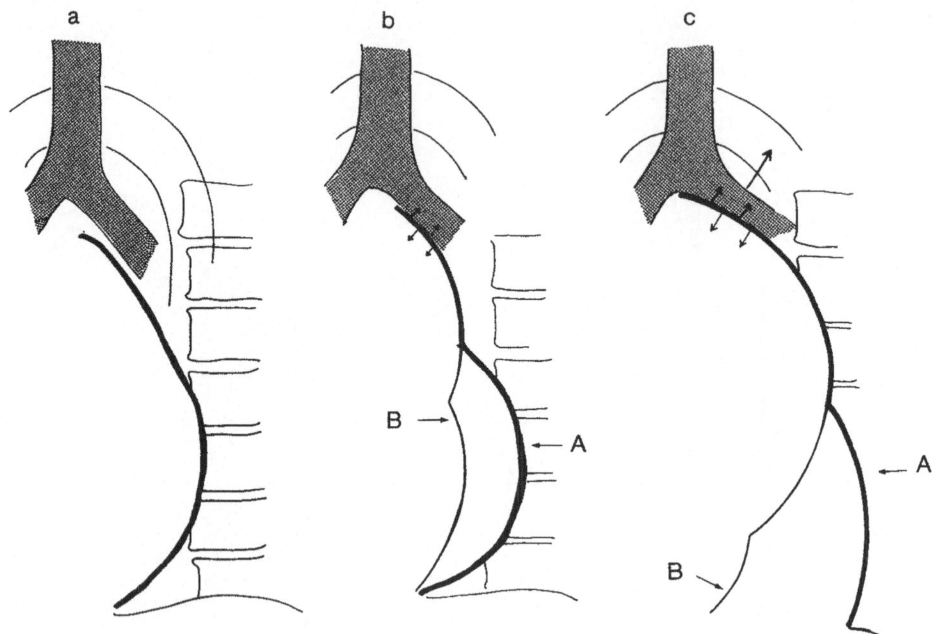

Abb. 4.27. a Schräglinke Projektion bei tiefer Einatmung. **b** Schräglinke Projektion bei Mitralvitien. **c** Schräglinke Projektion bei schweren Mitralvitia. (*A* Mitralinsuffizienz, *B* Mitralstenose) (s. S. 115 u. 119)

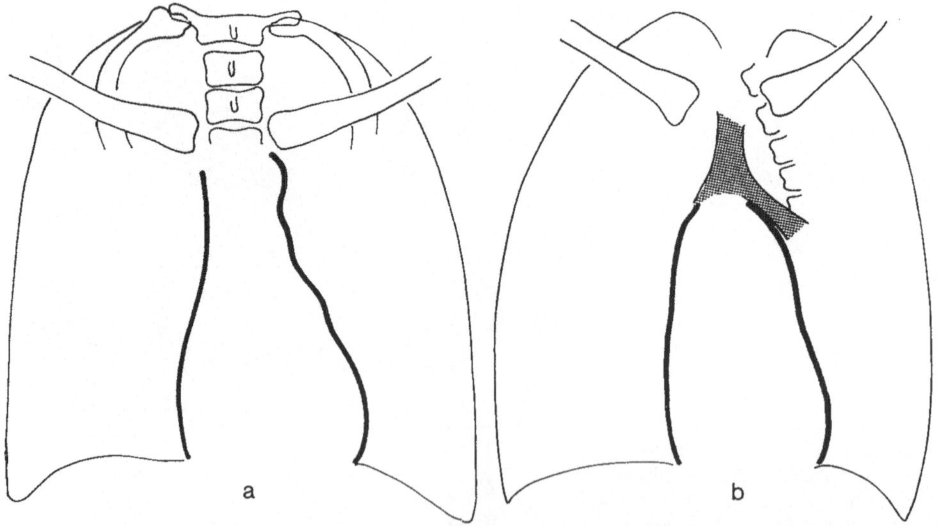

Abb. 4.28. a Geringe Prominenz des linken Herzohres in sagittaler Projektion. **b** Gleicher Fall in vorderer schräglinker Projektion: Man erkennt die Vergrößerung des linken Vorhofes

und die Vorhofpulsationen werden, wie man gut bei Durchleuchtung sehen kann, auf den linken Hauptbronchus übertragen (Abb. 4.27 b).

Bei starker Vorhofvergrößerung ist der linke Hauptbronchus zudem angehoben und kann horizontal verlaufen (Abb. 4.27 c).

Der Übergang der Kontur Vorhof/Ventrikel hängt von den jeweiligen Dimensionen beider Herzkammern ab; er wird weiter distal zu liegen kommen, wenn der Ventrikel klein ist, wie bei Mitralstenose, dagegen weiter kranial liegen, wenn der Ventrikel vergrößert ist, wie bei Mitralinsuffizienz (Abb. 4.27 b, c).

Das vordere schräglinke Bild läßt die Vergrößerung der linken Herzkammern und der Aorta ascendens früh erkennen und ist deshalb immer indiziert, will man Veränderungen dieser Herzabschnitte ausschließen.

Eine leichte Vorwölbung des linken Herzohres auf dem dorsoventralen Bild bei einem Patienten mit normalgroßem Herzen kann noch normal oder aber das erste Zeichen der Vorhofvergrößerung sein. Das vordere schräglinke Bild erlaubt die Differenzierung, weil man auf diesem die Vorhofvergrößerung erkennen kann (Abb. 4.28 a, b).

Eine leichte Vorwölbung der Aszendens auf dem dorsoventralen Bild bei einem Kind mit systolischem Geräusch kann als Ausdruck einer valvulären Aortenstenose betrachtet werden, wenn das vordere schräglinke Bild die Vergrößerung des linken Ventrikels und die Prominenz der Aszendens zeigt (Abb. 4.29 a, b).

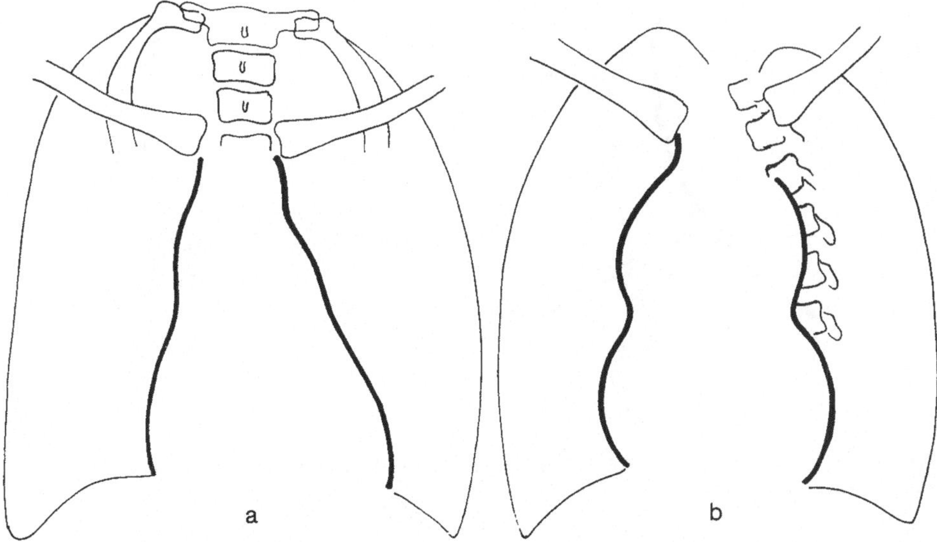

Abb. 4.29. **a** Leichtes Vorspringen der Aszendens in sagittaler Projektion. **b** Gleicher Fall in vorderer schräglinker Projektion: Man erkennt die Vergrößerung des linken Ventrikels und die Dilatation der Aszendens bei valvulärer Aortenklappenstenose (s. S. 116)

Das Thoraxseitenbild

Auch die Aufnahme in seitlicher Projektion kann für die Diagnose nützliche Informationen liefern, wenn auch in geringerem Ausmaß als das vordere schräglinke Bild.

Normalerweise findet sich zwischen Zwerchfellkuppel, Hinterrand des linken Ventrikels und der V. cava inferior ein dreieckförmiger Raum, der von der unteren Hohlvene eingenommen wird, das sog. Kavadreieck (Abb. 4.30 a). Dieses Dreieck ist nicht mehr zu erkennen, wenn der Ventrikel vergrößert ist, da dieser dann das Kavadreieck überlagert (Abb. 4.30 b).

Um das Verschwinden des Kavadreiecks auf eine Vergrößerung des linken Ventrikels zurückführen zu können, muß man eine Dorsalverlagerung des linken Ventrikels ausschließen, wie man sie bei Rechtsbelastung mit Linksrotation oder anderen extrakardialen Ursachen sieht.

Die Beurteilung auf dem Seitenbild wird häufig durch ein Ösophagogramm ergänzt: Der Ösophagus ist nach dorsal verlagert im Bereich eines vergrößerten linken Vorhofs, bei gleichzeitiger stärkerer Ventrikelvergrößerung auch in seinem ganzen Verlauf imprimiert (Abb. 4.31 a–c).

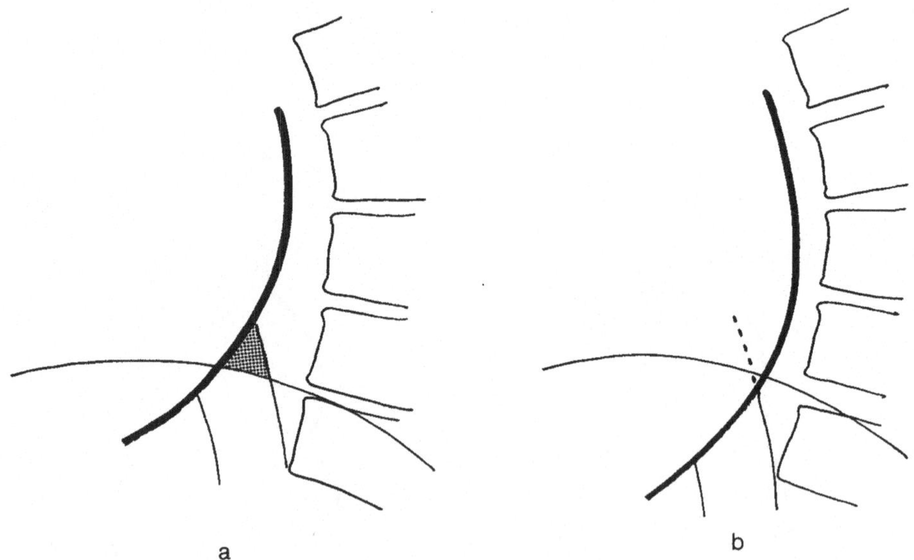

a   b

Abb. 4.30. a Normales Kavadreieck. **b** Verschwinden des Kavadreiecks bei Vergrößerung des linken Ventrikels (s. S. 115)

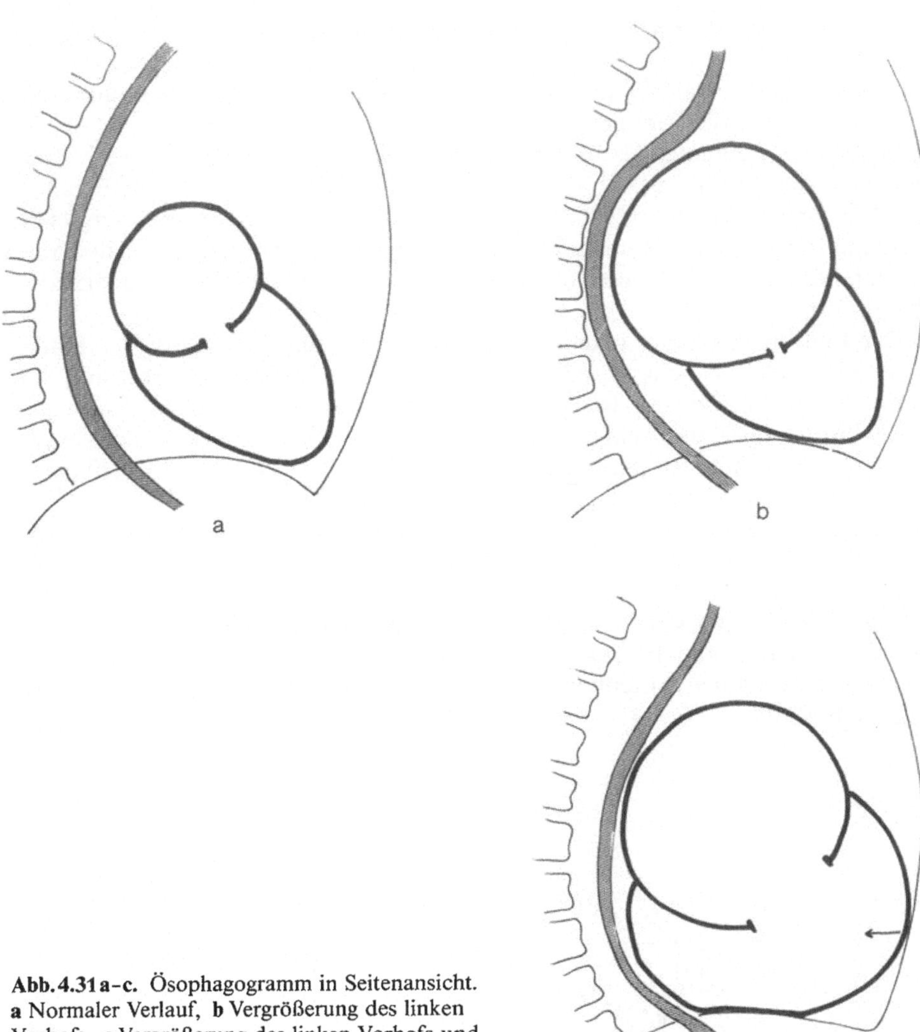

Abb.4.31 a–c. Ösophagogramm in Seitenansicht.
a Normaler Verlauf, **b** Vergrößerung des linken
Vorhofs, **c** Vergrößerung des linken Vorhofs und
Ventrikels

Der Ventrikelseptumdefekt und der offene Ductus Botalli

Die beiden kongenitalen Vitia, die zu einer linksseitigen Volumenbelastung führen, sind der Ventrikelseptumdefekt und der offene Ductus Botalli.

Bei Ventrikelseptumdefekt besteht ein kardialer Links-rechts-Shunt, weshalb die thorakale Aorta klein ist (Abb. 4.32 a, b); im Falle eines offenen Ductus Botalli ist der Links-rechts-Shunt extrakardial und deshalb der Aortenbogen vergrößert, während die Deszendens unterhalb des Aortenknopfes, wo der Shunt die Aorta verläßt, normale Dimensionen annimmt und die äußere Kontur nach medial zieht (Abb. 4.33).

Der Links-rechts-Shunt bedingt bei beiden Vitia eine Prominenz des Pulmonalarterienstammes, deren Grad von der Größe des linken Ventrikels und vom Ausmaß einer zusätzlichen Rechtsbelastung mit Linksrotation abhängt. Der linke Vorhof ist im Verhältnis weniger vergrößert als der linke Ventrikel, weil das Shuntvolumen im Vorhof sich auf die diastolische und systolische Phase verteilt, während es im Ventrikel nur in Diastole aufgenommen wird.

Infolge des verschiedenen Ausmaßes der kombinierten Rechtsbelastung verändert sich der Herzschatten in sagittaler Projektion, doch läßt das vordere schräglinke Bild die Ventrikelvergrößerung und die Dimensionen des Aortenbogens erkennen. Bei beiden Vitia führt der Links-rechts-Shunt überdies zu einer verstärkten aktiven Lungendurchblutung. Schließlich kann das frontale Ösophagogramm die Vergrößerung des Aortenbogens im Falle eines offenen Ductus Botalli aufzeigen (Abb. 4.33).

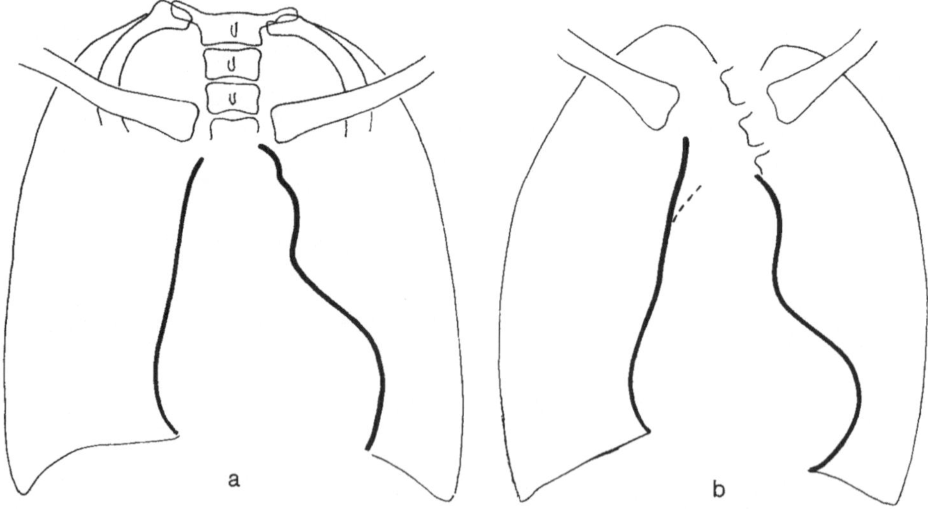

Abb. 4.32. a Ventrikelseptumdefekt. **b** Linksseitige Volumenbelastung bei Ventrikelseptumdefekt (s. S. 120)

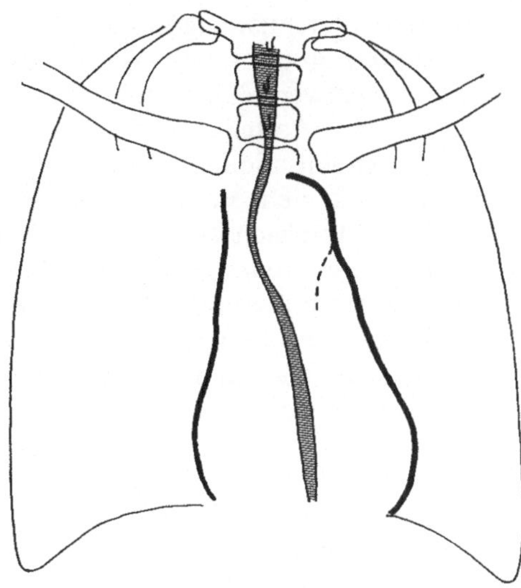

Abb. 4.33. Offener Ductus Botalli (s. S. 121)

Abschließende Betrachtungen

1) Um eine Linksbelastung auszuschließen, muß man über eine dorsoventrale und eine vordere schräglinke Aufnahme verfügen. Nur so sind auch geringe Vergrößerungen des linken Ventrikels, des linken Vorhofs und des Aortenbogens zu erkennen.
2) Bei linksseitiger Druckbelastung kann die Ventrikelvergrößerung nur gering und damit auf beiden Projektionen nicht erkennbar sein.
3) Die Differentialdiagnose der Druckbelastungen stützt sich auf die Beurteilung der Abschnitte der thorakalen Aorta. Bei Systemhypertension ist die ganze thorakale Aorta elongiert und erweitert.
   Bei Isthmusstenose erkennt man eine Kerbe auf Höhe der Stenose und im Ösophagogramm das Epsilonzeichen.
   Bei valvulärer Aortenstenose findet sich eine poststenotische Dilatation der Aszendens, die sich höchstens bis zum Aortenknopf erstreckt.
4) Die linksseitige Volumenbelastung erkennt man an der Verlagerung des linken Herzrandes nach oben und links, wodurch sich die sog. Schulter des linken Ventrikels bildet.
   Die Herzbucht ist vertieft, weil durch Rechtsrotation der Pulmonalarterienstamm aus der Bucht nach rechts verlagert ist, und kann durch ein vergrößertes linkes Herzohr und einen dilatierten linken Vorhof ausgefüllt sein.

5) Bei der Differentialdiagnose der linksseitigen Volumenbelastung sollte man in erster Linie an ein Linksversagen mit Lungenstauung denken. Wenn der linke Vorhof nicht vergrößert, aber die gesamte thorakale Aorta dilatiert ist, kann es sich um eine Aorteinsuffizienz handeln, die auch bei Durchleuchtung an den verstärkten Pulsationen zu erkennen ist. Wenn linker Vorhof und Ventrikel vergrößert sind, ziehe man die Mitralinsuffizienz, bei alleiniger Vorhofvergrößerung die Mitralstenose in Betracht. Bei beiden Mitraldefekten hat die Aorta normale oder reduzierte Dimensionen. Die beiden einfachen kongenitalen Vitia, die zur linksseitigen Volumenbelastung führen, sind der Ventrikelseptumdefekt und der offene Ductus Botalli; beide zeigen eine aktiv hypervaskularisierte Lunge, können aber am Aortenbogen differenziert werden, der bei offenem Ductus Botalli vergrößert, bei Ventrikelseptumdefekt normal groß oder klein ist.

6) Das Seitenbild kann über eine Vergrößerung des linken Ventrikels informieren, wenn man das Kavadreieck und evtl. ein Ösophagogramm betrachtet. Die Zeichen auf dem Seitenbild hängen stark von Zwerchfellstand und Herzrotation ab und sind in der Regel nicht so früh zu erkennen wie diejenigen in vorderer schräglinker Projektion.

5 Die Herzdurchleuchtung und die kardialen Verkalkungen

Die Herzdurchleuchtung ist vor allem zur Differentialdiagnose der Herzverkalkungen indiziert, da mit ihrer Hilfe Lokalisation, Ausdehnung sowie Richtung und Ausmaß der Bewegung festzustellen sind.

Aus klinischer Sicht sind die Herzverkalkungen wichtig, weil bei präkordialen Schmerzen und bei Verkalkungen an den Koronararterien meist eine ischämische Kardiopathie vorliegt oder die Ischämie eine andere Affektion kompliziert.

Die Durchleuchtung ist auch indiziert, wenn die Thoraxbilder keine ausreichende Information ergeben, um diagnostische Zweifel über die Vergrößerung einer Herzkammer zu beseitigen (vor allem bei Vergrößerung des linken Vorhofs oder des Pulmonalarterienstammes).

Die Durchleuchtung sollte nur dann erfolgen, wenn Thoraxbilder in sagittaler und mindestens in einer der beiden schrägen Durchmesser vorliegen und sorgfältig beurteilt wurden; weiter sollte eine Bildverstärker-Monitor-Kombination vorhanden sein und das Bildfeld eingeblendet werden.

Der Patient wird in aufrechter Stellung untersucht, seine Hände sollten auf dem Kopf liegen; wenn das Befinden des Patienten eine aufrechte Stellung nicht erlaubt, kann die Untersuchung in einer leichten Schräglage durchgeführt werden.

Die Durchleuchtung – wenn auch vor allem auf das Herz gerichtet – muß auch die anderen thorakalen Strukturen in Betracht ziehen.

Es erweist sich als nützlich, die Untersuchung in *vorderer schräglinker Projektion* zu beginnen, wobei das Bildfeld ohne Vergrößerung auf das linke untere Drittel der Lunge gerichtet ist (Abb. 5.1).

Zunächst läßt man den Patienten tief ein- und ausatmen, während man die rechte hintere Zwerchfellkuppel beobachtet, deren Beweglichkeit bei eingeschränkter Lungencompliance vermindert ist.

Bei bronchitischen Veränderungen wird der Patient bei tiefer Atmung husten, weshalb man nach Zeichen einer eventuellen chronischen Bronchitis suchen wird.

Hat man die Zwerchfellbeweglichkeit festgestellt, betrachtet man den hinteren Herzzwerchfellwinkel, um auch eine geringgradige Vermehrung der intrapleuralen Flüssigkeit feststellen zu können; dann untersucht man nach kranial die laterale Thoraxwand auf eine Verdickung der Pleuralinie. Die vordere schräglinke Projektion erleichtert die Diagnose einer eventuellen Pleuraverdichtung oder von Lungenparenchymveränderungen des hinteren Lungenabschnitts, da sie frei von Überlagerungen ist. Während der Verschiebung des Bildfeldes nach kranial beobachtet man auf der medialen Seite die posterolateralen Ventrikelpulsationen und diejenigen der Aorta descendens, die bei erhöhtem Schlagvolumen vor allem bei Aorteninsuffizienz vermehrt sind.

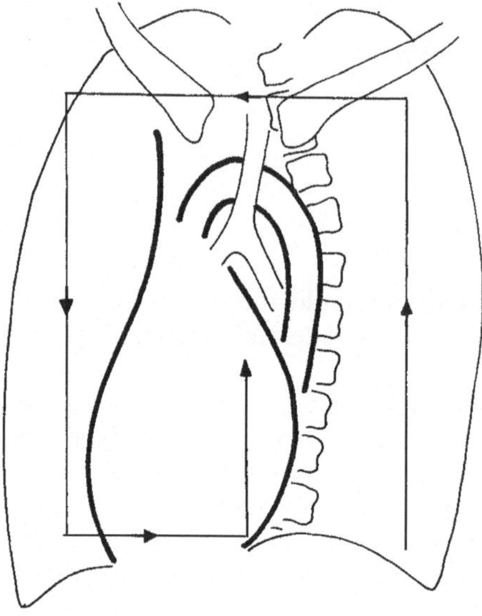

Abb. 5.1. Verlauf der Herzdurchleuchtung in vorderer schräglinker Projektion

Aortenpulsationen beurteilt man immer auf Höhe des hinteren Bogenanteils, weil hier nicht wie bei der Aszendens eine schwer beurteilbare komplexe Bewegung auftritt: Während der Systole erweitert sich der bewegliche Aszendensanteil und wird gleichzeitig nach kaudal in Richtung linker Ventrikel gezogen.

Auch wird man das aortopulmonale Fenster und die linke Pulmonalarterie betrachten, um Lymphknotenvergrößerungen und Neoplasien nicht zu übersehen, und auch einen Blick auf die Lungenspitzen werfen.

Nun wird das Bildfeld am Patienten nach rechts verlagert, wobei die Trachea bei tiefer Ein- und Ausatmung keine wesentlichen Verschiebungen aufweisen sollte, es sei denn, es liegen signifikante Ventilationsstörungen vor. Von der rechten Spitzenregion verschiebt man das Bildfeld nach kaudal bis zum Herzzwerchfellwinkel, der gegebenenfalls vermehrt Flüssigkeit enthält.

Dann bringt man das eingeblendete Bildfeld nach oben unter den linken Hauptbronchus, schaltet die Vergrößerung ein, um die Hinterwand des linken Vorhofs und damit eventuelle Koronarverkalkungen erkennen zu können.

Der Rand des linken Vorhofs projiziert sich unter dem linken Hauptbronchus, der normalerweise bei tiefer Inspiration von ihm durch einen Spalt getrennt ist, so daß sich die Vorhofpulsationen nicht auf den Bronchus übertragen; jedoch schwindet selbst bei nur leichter Vorhofvergrößerung dieser Spalt und die Pulsationen werden dem Bronchus mitgeteilt (Abb. 4.27 a–c). Die Untersuchung der Beziehungen zwischen linkem Vorhof und Bronchus muß unbedingt bei tiefer Einatmung durchgeführt werden, weil während des Ausatmens normalerweise der Spalt zwischen Vorhof und linkem Hauptbronchus verschwindet. Dieser Spalt ist auch aufgehoben bei Zwerchfellhochstand (wie bei adipösen Patienten oder solchen mit kurzem Thorax).

Patienten mit Systolikum sollte man auf Vorhofvergrößerung untersuchen, um einen Mitralrückfluß auszuschließen: Findet man starke Pulsationen des linken

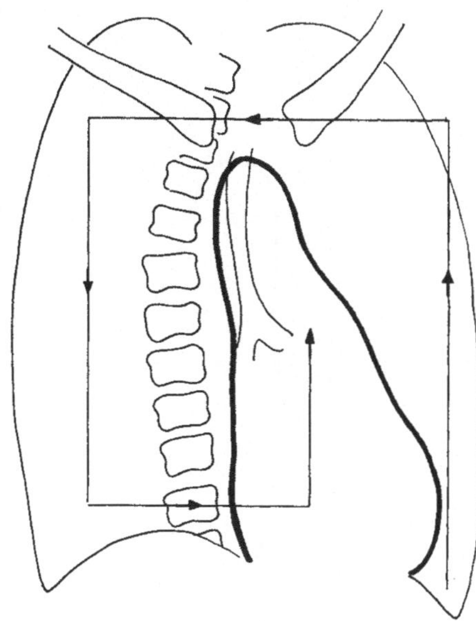

Abb. 5.2. Herzdurchleuchtung in vorderer schrägrechter Projektion

Vorhofs unter dem linken Hauptbronchus, dreht man den Patienten unter Beobachtung des linken Vorhofrandes langsam bis zur sagittalen Projektion. Bleiben die Pulsationen bis zur dorsoventralen Projektion kräftig (jetzt im Bereich des linken Herzohres oberhalb des Ventrikels), dann ist der linke Vorhof sicher vergrößert. Auf der frontalen Ansicht besteht dann am linken Herzrand eine gegenläufige Bewegung von Vorhof und Ventrikel („Schaukel").

In *vorderer schrägrechter Projektion* (Abb. 5.2) beginnt man immer mit eingeblendetem Bildfenster im unteren vorderen Drittel unter Beurteilung des entsprechenden Herzzwerchfellwinkels und der Vorderwand des linken Ventrikels.

Die Feststellung paradoxer Ventrikelbewegungen, d. h. von Auswärtsbewegungen während der systolischen Ventrikelkontraktion, kann schwierig sein, weil bei starker Kontraktion der Ventrikelspitze die supraapikale Gegend gehoben wird und eine paradoxe Bewegung der Herzspitze vortäuschen kann. Eine paradoxe Bewegung läßt sich dann feststellen, wenn die Spitzenregion erkennbar ist und nicht stark pulsiert, gleichzeitig die supraapikale Wand eine Auswärtsbewegung zeigt. Auch eine stark paradoxe Bewegung kann als real angesehen werden.

Paradoxe Bewegungen finden sich häufig im Spitzenbereich oder in seiner Nähe und sind vor allem, wenn im Herzzwerchfellwinkel ein beträchtliches Fettkissen liegt, schwer zu erkennen; wenn auch manchmal gerade infolge der unterschiedlichen Schwächung und Transparenz von Fett und Myokard der Herzrand zu erkennen ist.

Längs der Vorderwand des linken Ventrikels kann man auch gelegentlich pleuroperikardiale Adhesionen kleiner Dimensionen sehen, die bei Ausschluß anderer Ursachen auf die Zone eines vorangegangenen transmuralen Infarktes weisen (Abb. 5.3).

Mit der vorderen schrägrechten Projektion lassen sich auch die hinteren und ganz ventralen Lungenfelder ohne störende Überlagerungen untersuchen. Ober-

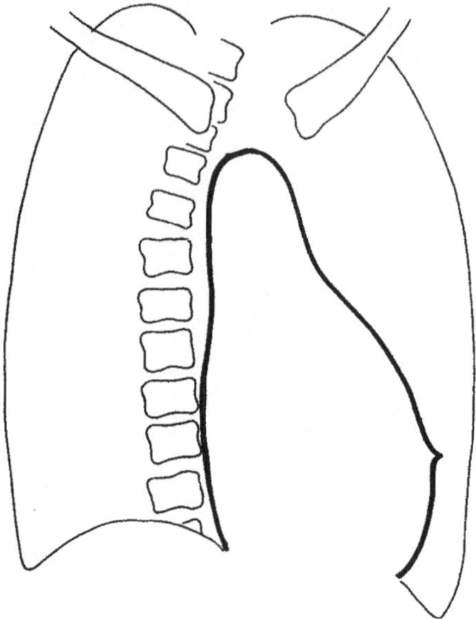

Abb. 5.3. Pleuroperikardiale Adhäsion in vorderer schrägrechter Projektion (s. S. 128)

halb des linken Ventrikels findet sich die Vorderwand des Pulmonalarterienstammes, die normalerweise nur leicht vorspringt (s. Rechtsbelastung). Wenn eine stärkere Prominenz vorliegt, vor allem auf dem dorsoventralen Bild, dann sollte man den Patienten von der schrägrechten in die sagittale Projektion oder umgekehrt drehen: Bleibt die Pulmonalprominenz bestehen, kann man sicher sein, daß das Gefäß wirklich vergrößert ist. Nachdem man dann einen Blick auf beide Spitzenregionen geworfen hat, wird das Bildfeld über dem linken Hilus nach kaudal verlagert, wobei man die hinteren Lungenbezirke und die entsprechenden Herzzwerchfellwinkel auf Flüssigkeitsvermehrung untersucht.

Dann zentriert man auf den posteroinferioren Herzrand und läßt den Patienten tief einatmen und den Atem anhalten, so daß man (sofern nicht ein konstitutionell oder anders bedingter Zwerchfellhochstand besteht) die Hinterwand des linken Ventrikels betrachten kann, die sich während der Ventrikelkontraktion verkürzt und hebt. Bei gestörter Funktion dieses Ventrikelabschnittes kann man zwar Hebung und Senkung erkennen, aber die Verkürzung fehlt oder ist schwach. Manchmal sieht man auch eine abnorm diastolische Abwärtsbewegung mit starker Konvexität. Bei starkem Mitralklappenprolaps kann man sogar eine besondere Wandbewegung erkennen, wobei der am weitesten dorsal gelegene Abschnitt sich senkt, während mehr ventral eine starke Kontraktion vorliegt. Dann zentriert man auf die Herzbasis, wo man unter Vergrößern und weiterer Einblendung auf eventuelle Koronarverkalkungen untersucht.

Die Herzverkalkungen

In jeder Struktur des Herzens können Kalkablagerungen vorkommen. Findet man Verkalkungen im Bereich des Herzens, muß man folgende 3 Fragen klären:

1) Gehört die Verkalkung innerhalb des Herzschattens tatsächlich dem Herzen an?
Selbst wenn die Verkalkung Pulsationen aufweist, ist nicht gesagt, daß sie im Herzen liegt, da auch parakardiale Verkalkungen mitgeteilte Pulsationen aufweisen können. Gehört aber die Verkalkung zum Herzen, ist sie von diesem durch Drehung von dorsoventral nach lateral über die schrägen Durchmesser nicht zu trennen; je näher sie am Herzen liegt, um so langsamer sollte die Drehung erfolgen, da es sonst um so schwieriger wird, sie vom Herzschatten zu trennen, was in irgendeiner der vielen Richtungen der Fall sein sollte.
2) Zu welcher Struktur gehört sie?
Die Durchleuchtung bei langsamer Drehung sollte ihre Lokalisation und Ausdehnung erkennen lassen.
Die Verkalkung wird im Zentrum des Herzens liegen, wenn sie in allen Einstellungen immer ins Zentrum projiziert wird, d.h., sie wird sich an der Aortenklappe oder unterhalb von ihr befinden. Verlagert sich die Verkalkung dagegen bei Drehung an den Herzrand, wird sie an der Oberfläche des Herzens zu finden sein, an der Koronarie oder dem Epikard. Sobald die Verkalkung den Herzrand erreicht, stoppt man die Drehung, um genaue Lokalisation, Ausdehnung und die Bewegungscharakteristik festzustellen. Schwieriger zu lokalisieren sind Verkalkungen, die sich unter Drehung verschieben, aber nicht den Herzrand erreichen. In diesem Fall sind die beiden schrägen Durchmesser von besonderer Bedeutung, da man mit ihnen nicht nur die Verkalkungen von der Wirbelsäule trennen, sondern auch ihre Beziehungen zu den beiden Längsachsen des Herzens feststellen kann. Meist handelt es sich um Mitralklappenverkalkungen; Verkalkungen des Anulus fibrosus liegen mehr peripher.
3) Wie ist die Klappenbewegung?
Die größten Bewegungsausschläge findet man bei Koronarverkalkungen, vor allem der rechten Koronararterie, wenn die Bewegung parallel der Betrachtungsebene verläuft. Die Bewegungsrichtung ist typisch für die einzelnen Koronararterien und auch für die Aorten- und Mitralklappe.

Die Perikardverkalkungen

Um Perikardverkalkungen zu dokumentieren, ist es notwendig, neben der dorsoventralen Aufnahme auch Aufnahmen in anderen Projektionen entsprechend dem
Durchleuchtungsbefund anzufertigen; zum Beispiel kann sich eine Verkalkung
der inferoposterioren Ventrikelwand auf die Wirbelsäule projizieren und deshalb
in sagittaler Projektion entgehen.

Mit der rotierenden Durchleuchtung läßt sich nicht nur die exakte Lokalisation
einer Verkalkung feststellen, wenn sie an den Herzrand zu liegen kommt, sondern
auch die Ausdehnung und Richtung sowie das Ausmaß der Bewegung bestimmen,
die ganz verschiedene Grade annehmen können.

Eine Perikarditis mit Beteiligung des Myokards führt zu einer Narbenbildung,
deren Ausdehnung und Tiefe von der „Aggressivität" des entzündlichen Prozesses
abhängt. Entsprechend wird auch die Bewegung reduziert sein. Deshalb hat die
Beurteilung der Beweglichkeit einer epikardialen Verkalkung eine besondere diagnostische und prognostische Bedeutung (Abb. 5.4 u. 5.5). Eine regionale funktionelle Information über die verschiedenen Herzabschnitte kann man (ohne inva-
sive Techniken einsetzen zu müssen) mit der Isotopenangiographie des Herzens
erhalten.

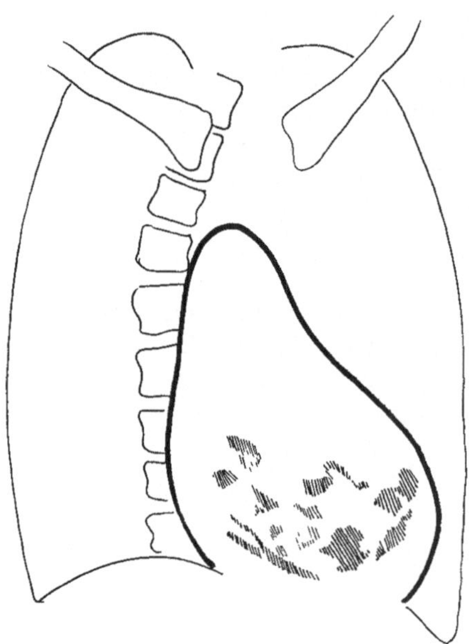

Abb. 5.4. Diffuse Perikardverkalkungen in vorderer schrägrechter Projektion

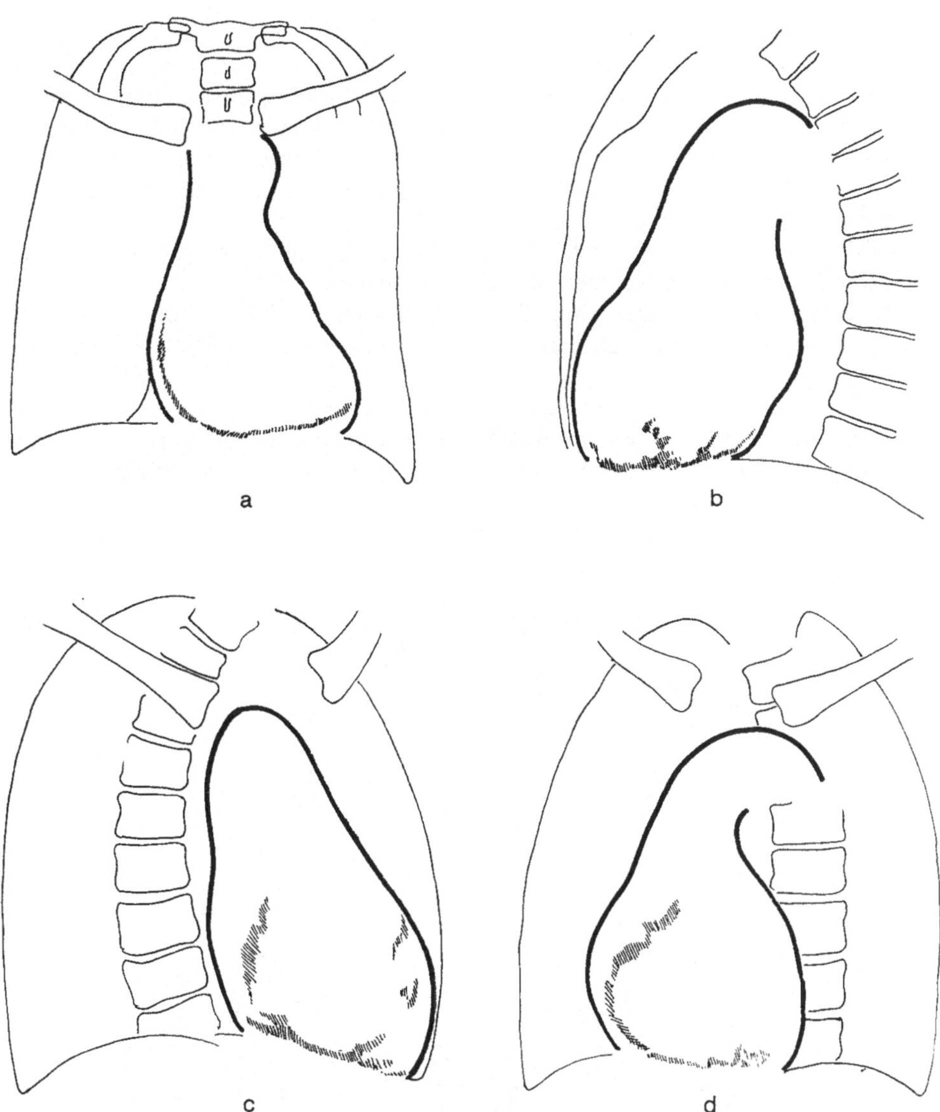

Abb. 5.5. a Perikardverkalkung in sagittaler Projektion. **b** Bei gleichem Patienten Seitenansicht.
c Gleicher Fall, vorderes schrägrechtes Bild. **d** Vorderes schräglinkes Bild (s. S. 132)

Die Koronarverkalkungen

Die Beurteilung von Koronarverkalkungen beginnt ebenfalls in der vorderen schräglinken Projektion im Bereich unter dem linken Hauptbronchus mit Vergrößerung, Einblendung und dem Patienten im Atemstillstand. Um diese Verkalkungen besser sehen zu können, sollte man die Helligkeit des Bildes herabdrehen und relativ niedere kV-Werte verwenden (Abb. 5.6).

Bei der Durchleuchtung erscheinen die Koronarverkalkungen als kleine schattendichte Zonen, die sich je nach Sitz stark bewegen.

Die Koronarverkalkungen sind die häufigsten Herzverkalkungen, und um sie genau zu diagnostizieren, muß man Sitz, Bewegung, Form und Dimensionen feststellen.

Sie treten auf als sehr kleine, rundliche, nicht sehr schattendichte Verschattungen, als linear einfache oder doppelte Verschattungen, als mehr noduläre Verschattungen mit Fortsätzen („Sternform") oder schließlich als punktförmige Konglomerate oder Linien.

Man erkennt sie und ihre Dimensionen am besten während Atemstillstand des Patienten.

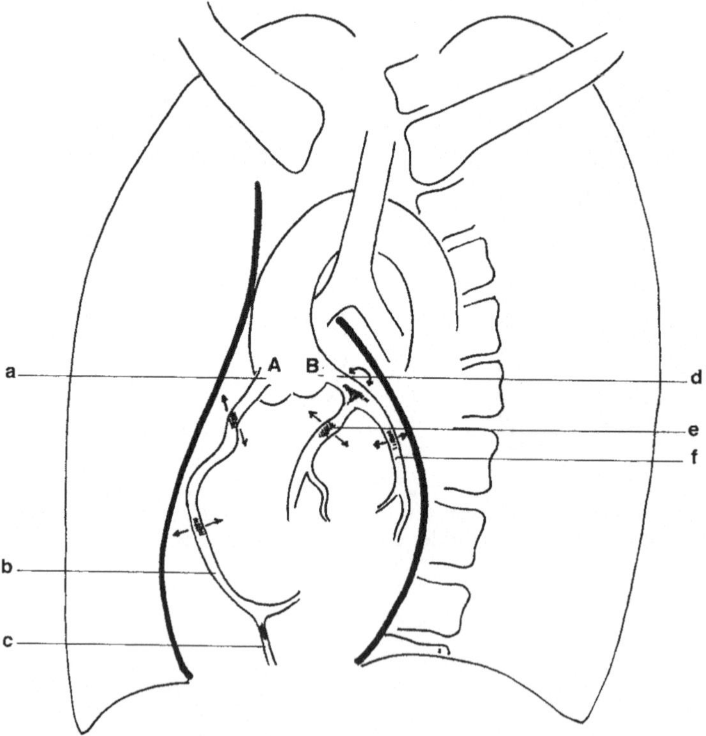

Abb. 5.6. Koronarverkalkungen in vorderer schräglinker Projektion: *A* rechte Koronararterie (**a** Ursprung, **b** Verlauf im Sulcus atrioventricularis, **c** R. posterior descendens) *B* linke Koronararterie (**d** Hauptstamm, **e** R. interventricularis anterior bzw. anterior descendens, **f** A. circumflexa)

Sie liegen peripher und an der Oberfläche (wie die perikardialen Verkalkungen)
– ein wichtiges Kriterium, um sie von anderen Verkalkungen im Zentrum des
Herzschattens (Aortenklappe) oder zwischen Zentrum und Peripherie (Mitralklappe) unterscheiden zu können.

Verkalkungen der linken Koronarie suche man zunächst in der vorderen schräglinken Projektion, in der man sie am Hauptstamm, seiner Aufteilung, der A. circumflexa und dem R. interventricularis anterior erkennen kann. Seltener sind die
Hauptstammverkalkungen, die entsprechend seiner Länge näher oder weiter ent-
fernt von der Aorta liegen können. Die Verkalkungen an der Aufteilungsstelle
haben die Form einer kleinen, häufig rundlichen, punktförmigen Verschattung
oder von Konglomeraten, die eine typisch rotierende oder pendelnde Bewegung
aufweisen.

Wenn sich die Ablagerung von Kalksalzen an der Aufteilungsstelle auf Hauptstamm, R. interventricularis, und A. circumflexa fortsetzt, entsteht ein „Stern" mit
3 Spitzen, der rotiert. Verkalkungen am R. interventricularis ant. zeigen dagegen
eine mehr schräge Pendelbewegung von links nach rechts und umgekehrt.

Eine Verlängerung in Richtung Aorta kann von besonderer Bedeutung sein, da
sie auf eine Hauptstammstenose weisen kann. Verkalkungen an der A. circumflexa
sind in der Regel linear mit kraniokaudaler Bewegungsrichtung.

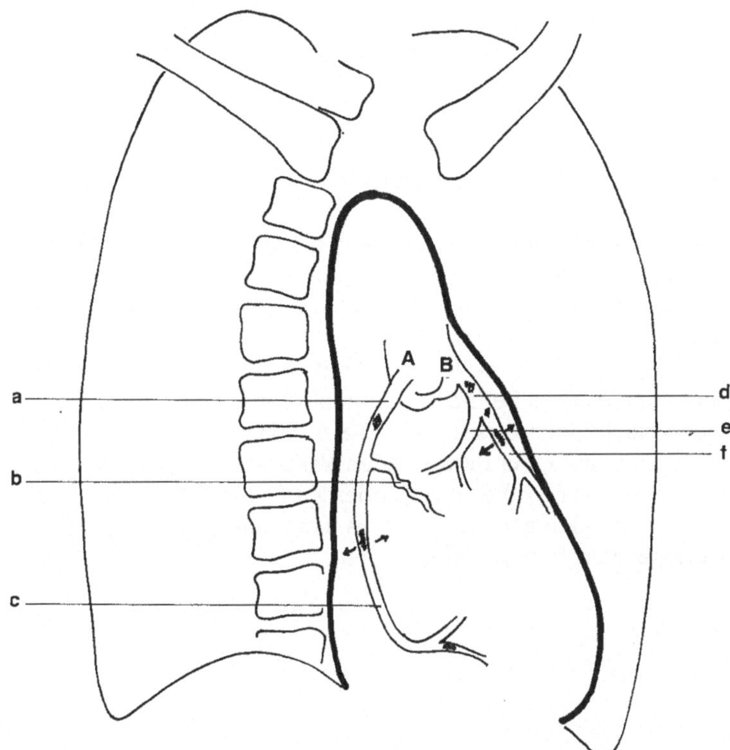

Abb. 5.7. Koronarverkalkungen in vorderer schrägrechter Projektion: *A* rechte Koronararterie
(**a** Ursprung, **b** rechtsventrikulärer Ast, **c** dorsaler Verlauf), *B* linke Koronararterie (**d** Hauptstamm, **e** A. circumflexa, **f** R. interventricularis anterior bzw. anterior descendens)

Mit der vorderen schräglinken Projektion lassen sich auch Koronarverkalkungen an der rechten Koronarie erkennen, die vor allem im 1. und 2. Drittel liegen. Die Bewegungsrichtung im 1. Drittel ist vor allem kraniokaudal, im 2. Drittel pendelförmig von links nach rechts und umgekehrt. Verkalkungen im 3. Drittel sind vom Zwerchfell überlagert und können erst bei forcierter Einatmung sichtbar werden. In der vorderen schräglinken Projektion projizieren sich der Anfangsteil der A. circumflexa und die oberen 2 Drittel der rechten Koronararterie parallel der Betrachtungsebene, weshalb die Ausdehnung entsprechender Verkalkungen ziemlich genau beurteilt werden kann. Beide an Vorder- und Hinterwand deszendierenden Äste sind mehr en face getroffen, so daß man, um Ausdehnung eventueller Verkalkungen feststellen zu können, die vordere schrägrechte Projektion benötigt (Abb. 5.7).

In der vorderen schrägrechten Projektion können Verkalkungen des R. interventricularis anterior unter der leichten Prominenz der Pulmonalarterie erkannt werden. Die Feststellung der Ausdehnung ist wichtig, da eine weit in Richtung Spitze reichende Verkalkung eine Bypassoperation ausschließen könnte.

Auch eine Verkalkung am Beginn des R. interventricularis posterior (posterior descendens) sollte nicht übersehen werden, da sie auf eine Stenose in diesem Bereich deuten kann.

Die intramuralen Verkalkungen

Herzwandverkalkungen sind meist die Folge eines Myokardinfarktes; Kalksalze können sich ablagern im Gebiet eines abgelaufenen Infarktes, in der Wand eines Aneurysmas nach Myokardinfarkt und schließlich auch in einem Thrombus im Inneren des Aneurysmas.

Diese Verkalkungen verlaufen mit der Wand; und wenn sie sich in der Wand eines Aneurysmas befinden, können sie entsprechend der Wand des Aneurysmasackes nach innen biegen (Abb. 5.8 u. 5.9).

Die Bewegung der intramuralen Verkalkungen ist meist herabgesetzt und beruht vorwiegend auf Mitbewegung oder Zug.

Die Verkalkungen dieses Typs sind auf dem dorsoventralen oder vorderen schrägrechten Bild gut zu erkennen.

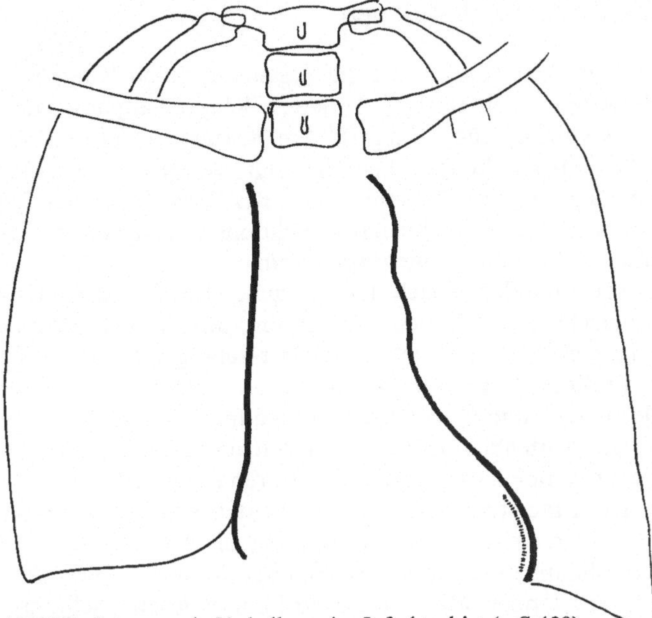

Abb. 5.8. Intramurale Verkalkung im Infarktgebiet (s. S. 129)

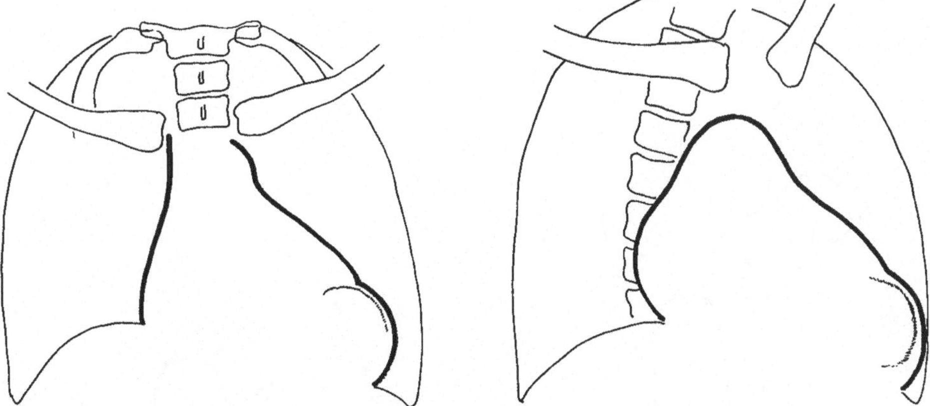

Abb. 5.9. Intramurale Verkalkung eines Aneurysmas (s. S. 130)

Die Klappenverkalkungen

In klinischer Hinsicht ist die Feststellung von Klappenverkalkungen wichtig, da diese auf einen stark veränderten Klappenapparat weisen und damit im Falle eines chirurgischen Eingriffs den Klappenersatz bedeuten. Zum Ausschluß von Klappenverkalkungen benötigt man wegen der Möglichkeit der Wirbelsäulenüberlagerung zur Dokumentation des Durchleuchtungsbefundes mindestens Aufnahmen in 2 orthogonalen Projektionen. Von Nutzen kann auch eine dorsoventrale und laterale Tomographie sein.

Meist handelt es sich dann darum, Mitral- und Aortenklappenverkalkungen zu unterscheiden. Die beste Projektion, um die beiden anatomisch nahe gelegenen Klappen zu trennen, ist die vordere schrägrechte Projektion.

In dieser Einstellung kann man den Herzschatten entsprechend der Kreuzung der Längs- und Querachse in 4 Quadranten einteilen.

Die Aortenklappe kommt in den posterosuperioren Quadranten zu liegen, die Mitralklappe in den posteroinferioren (Abb. 5.10 a, b).

Die Unterscheidung zwischen beiden Klappen kann durch die Durchleuchtung erleichtert werden, da die Bewegung der Aortenklappen mehr in vertikaler, die der Mitralklappen mehr in horizontaler Richtung verläuft. Die Bewegungsrichtung beider Klappen läßt sich leichter in der vorderen schrägrechten als in der lateralen Projektion unterscheiden. Bei Mitralverkalkung sollte man zwischen Verkalkungen der Segel und des Anulus fibrosus unterscheiden, wozu die vordere schräglinke Projektion nützlich ist, auf der man die Ringverkalkung besonders gut erkennt.

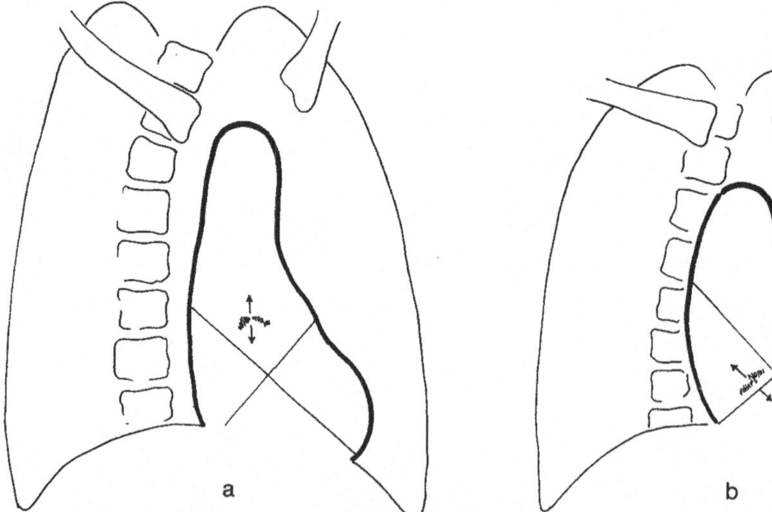

Abb. 5.10. a Verkalkung der Aortenklappe, **b** Verkalkung der Mitralklappe (s. S. 126 u. 127)

6 Die Aneurysmen des linken Ventrikels

Bei anamnestisch gesichertem Myokardinfarkt sollte sich die Röntgenuntersuchung nicht auf die Beurteilung der Herzdimensionen und des Zustands der Lungengefäßzeichnung beschränken; man muß nach einem eventuellen Ventrikelaneurysma suchen, auch wenn der linke Ventrikel nicht vergrößert ist, sondern normale oder annähernd normale Dimensionen aufweist.

Dazu ist eine sorgfältige Untersuchung in verschiedenen Projektionen, wenn möglich unter Durchleuchtung, notwendig.

Durch rotierende Durchleuchtung kann man nicht nur die gesamte freie Ventrikelwand untersuchen, sondern auch (nach tiefem Einatmen des Patienten) die Hinterwand des linken Ventrikels, und man kann die richtige Projektion zur bildlichen Dokumentation des Aneurysmas und seiner Prominenz festlegen.

Im Aneurysmabereich fehlen häufig Pulsationen, manchmal sind sogar umschriebene paradoxe Pulsationen feststellbar.

Die radiologische Untersuchung kann das Aneurysma feststellen, bevor klinische Komplikationen wie Arrythmie, periphere Embolie oder Linksinsuffizienz auftreten.

Zu transmuralen Infarkten kommt es in der Regel in der Peripherie der Gefäßterritorien, wo der Perfusionsdruck bei zentraler Stenose des Gefäßes am niedrigsten wird: Deshalb finden sich die meisten Aneurysmen an der Spitze oder paraapikal.

Die Aneurysmen des linken Ventrikels sind meist echte Aneurysmen (selten Pseudoaneurysmen) und entstehen in den fibrotischen Bezirken in den ersten Wochen oder Monaten nach dem akuten Ereignis infolge einer zunehmenden Erweiterung der Ventrikelwand.

Die Aneurysmen an der freien Ventrikelwand sind, wenn sie groß sind, relativ leicht zu sehen. Je kleiner sie sind, umso schwerer werden sie zu erkennen sein, desgleichen, wenn sie an der inferioren oder posterioren Wand liegen.

Die Aneurysmen des Septums sind radiologisch nicht erkennbar und erfordern eine echokardiographische Untersuchung oder die Bildanalyse in axialer Projektion, wie man sie mit der Computertomographie oder Kernspinresonanz bekommen kann.

Das Ausmaß der Läsion und die funktionelle Beeinträchtigung können auf Radioisotopenbildern festgestellt werden.

Die bei Röntgenuntersuchung feststellbaren Zeichen sind

1) eine anormale umschriebene Prominenz des linken Ventrikels,
2) eine Doppelkontur des linken Ventrikels,
3) die Verkalkung des Aneurysmasacks oder der darin enthaltenen Thromben.

Zu 1) Eine umschriebene Prominenz des linken Ventrikels kann in der dorsoventralen und vorderen schrägrechten Projektion erkannt werden, die die Hauptprojektionen zur Aneurysmasuche sind (Abb. 6.1 a, b). Die Prominenz kann auch eine auffallende, sich von der Dichte der anderen Ventrikelabschnitte deutlich unterscheidende Transparenz aufweisen. Ein Aneurysma, das sich von der Herzspitze in Richtung freie Wand nach kranial entwickelt, kann deshalb leicht erkannt werden. Ein reines Spitzenaneurysma erfordert eine sorgfältige Suche, da sich ein Fettpolster überlagern kann.

Wenn sich der Aneurysmasack von der Spitze zur inferioren Wand erstreckt, kann man die Prominenz durch die Magenblase erkennen, die man durch Gabe von Brausepulver größer machen kann (Abb. 6.2).

Die Hinterwandaneurysmen sind häufig nicht zu erkennen, da sie durch den Zwerchfelleberschatten überlagert sind und zudem meist klein sein (Abb. 6.3 a, b). Wenn die Aneurysmen größere Dimensionen annehmen, dilatiert aus hämodynamischen Gründen auch der noch kontraktile Ventrikelanteil, der sich meist an der Basis befindet. Durch die allgemeine Vergrößerung des Ventrikels wird die Aneurysma-Prominenz weniger akzentuiert. In diesen Fällen kann es sehr schwierig sein, das Aneurysma zu erkennen, und nur mit der Durchleuchtung läßt sich in irgendeiner der zahlreichen Projektionen die geringe Prominenz feststellen, die zur Diagnose führt.

Zu 2) Die Doppelkontur am linken Ventrikel kann man vor allem in der vorderen schräglinken und lateralen Projektion erkennen; dazu muß sich die Dichte des Aneurysmasackes so zur Dichte des linken Ventrikels summieren, daß ein Kontrast zwischen beiden Strukturen entsteht. Es versteht sich, daß deshalb beide Strukturen auch anatomisch klar getrennt sein müssen (Abb. 6.4 a, b und 6.5 a, b).

Zu 3) Die Aneurysmawandverkalkungen beobachtet man vor allem in der Spitzenregion.

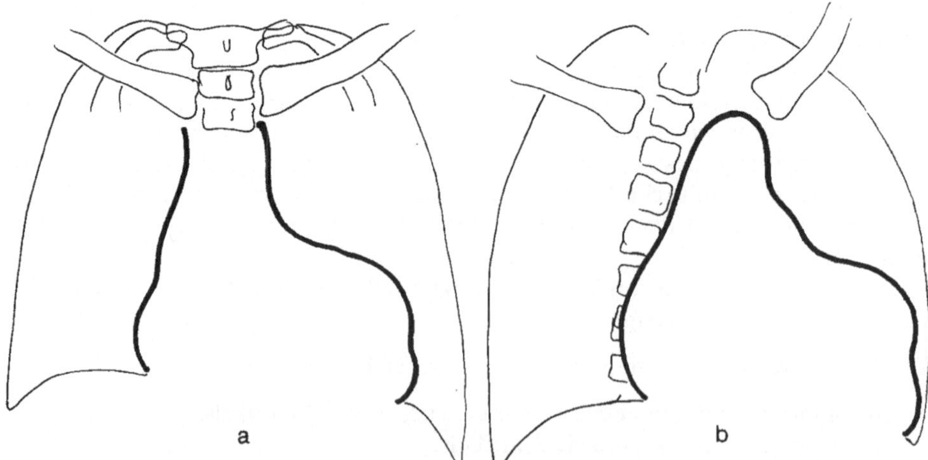

Abb. 6.1. **a** Vorderwandaneurysma. **b** Gleicher Patient in vorderer schrägrechter Projektion

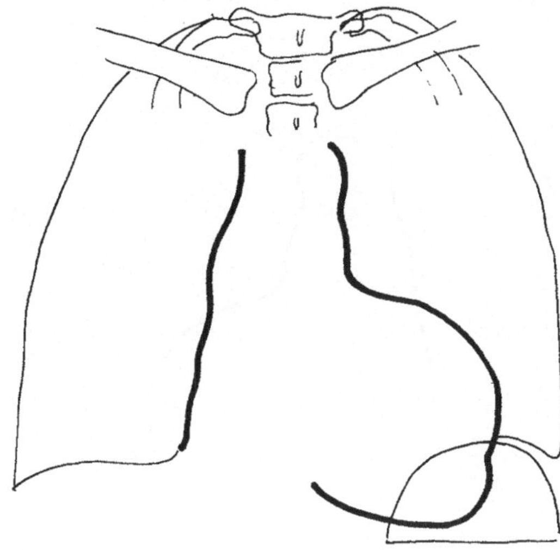

Abb.6.2. Durch Magenblase sichtbares Spitzenaneurysma (s. S.123)

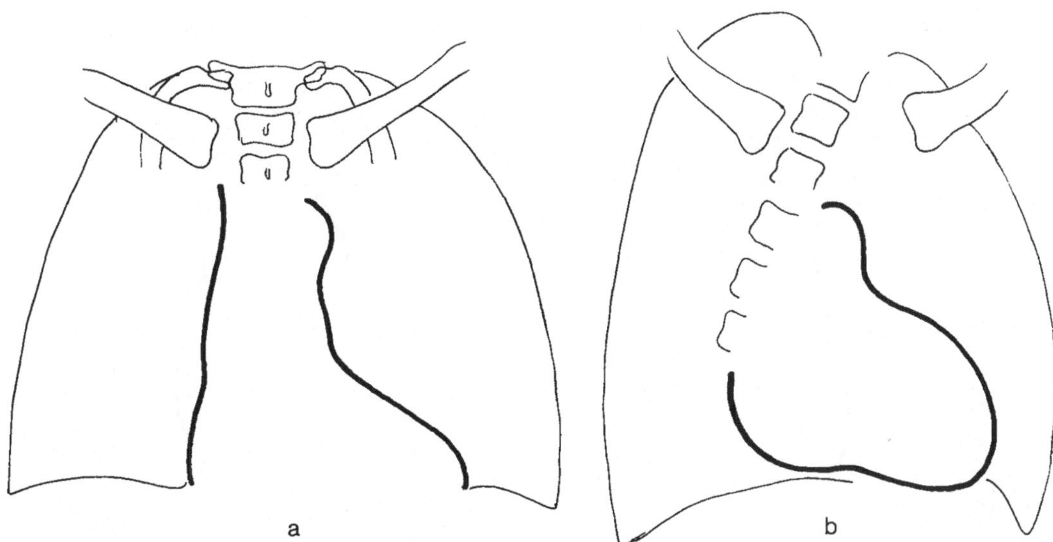

Abb.6.3. a Hinterwandaneurysma (nicht sichtbar auf dorsoventralem Bild). **b** Aneurysma (sichtbar in vorderer schrägrechter Projektion)

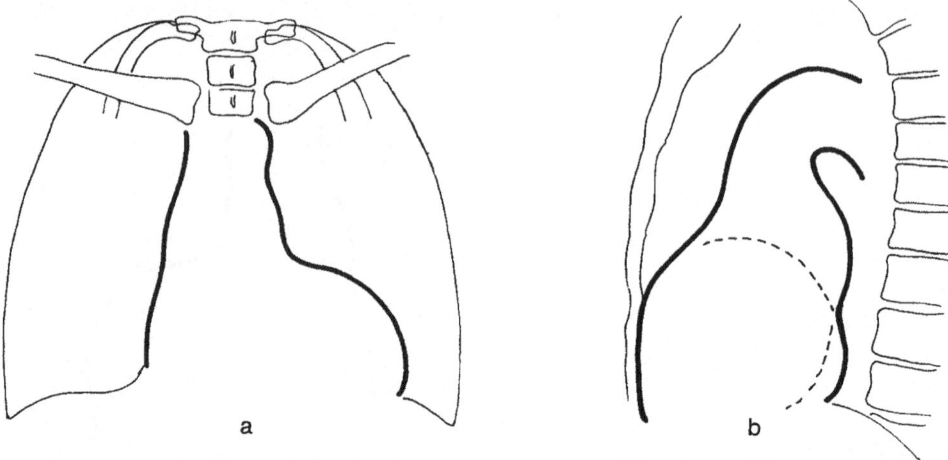

Abb. 6.4. a Ventrikelaneurysma in sagittaler Projektion. **b** Ventrikelaneurysma: erkennbar an der Doppelkontur in vorderer schräglinker Projektion (s. S. 122)

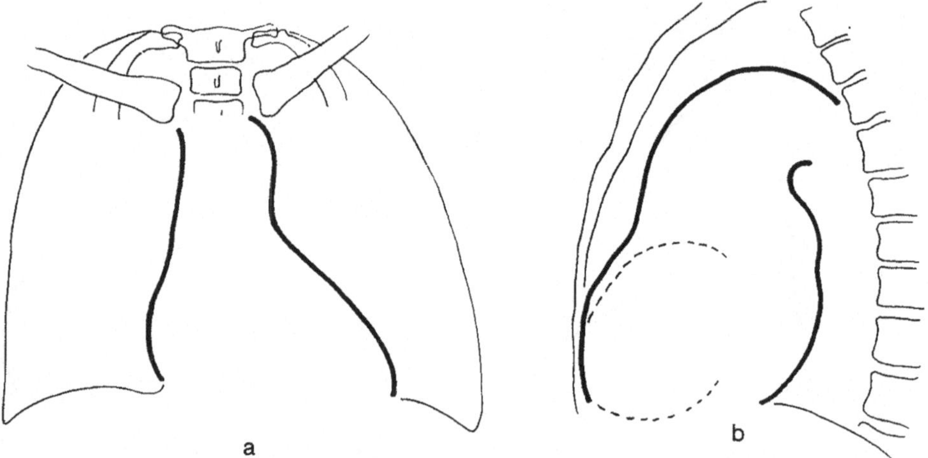

Abb. 6.5. a Ventrikelaneurysma in sagittaler Projektion. **b** Aneurysma in vorderer schräglinker Projektion an Doppelkontur zu erkennen

7 Interpretierte Kasuistik

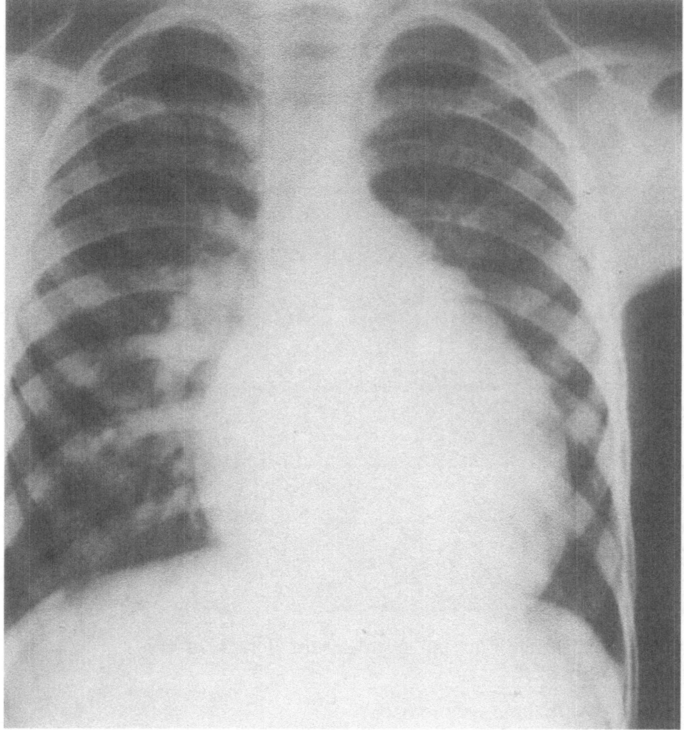

Abb. 7.1. 5jähriges Kind mit systolischem Herzgeräusch
(s. auch Abb. 2.5)

1) Ist die sagittale, dorsoventrale Projektion symmetrisch?
2) Hat die obere Hohlvene eine normale topographische Lage?
3) Ist die Lungendurchblutung vermindert, normal oder vermehrt?
4) Erkennt man den Aortenbogen?
5) Besteht eine Links- oder eine Rechtsbelastung?
6) Welches angeborene Vitium liegt dieser typischen Silhouette
   zugrunde?

Antworten

1) Das Thoraxbild ist symmetrisch (s. S. 6).
2) Der Schatten der oberen Hohlvene projiziert sich auf die Wirbelsäule, weil das Herz
   nach links rotiert ist (s. S. 9).
3) Die Lungengefäßzeichnung ist durch aktive Hyperämie infolge von Links-rechts-Shunt
   vermehrt (s. S. 37).
4) Weder Aortenbogen noch Aortenknopf sind erkennbar, da die Aorta klein und nach
   links rotiert ist (geschlossener Bogen) und sich ganz auf die Wirbelsäule projiziert: Es
   handelt sich somit um einen Links-rechts-Shunt auf Herzebene (s. S. 9, 37).
5) Das Herz ist infolge einer Rechtsbelastung nach links rotiert; die große Konvexität des
   linken Herzrandes deutet auf eine rechtsseitige Volumenbelastung; Pulmonalstamm
   und Infundibulum sind proportional erweitert und schließen damit eine pulmonale
   Hypertension aus (s. S. 9).
6) Vorhofseptumdefekt mit oder ohne Lungenvenentransposition (s. S. 18).

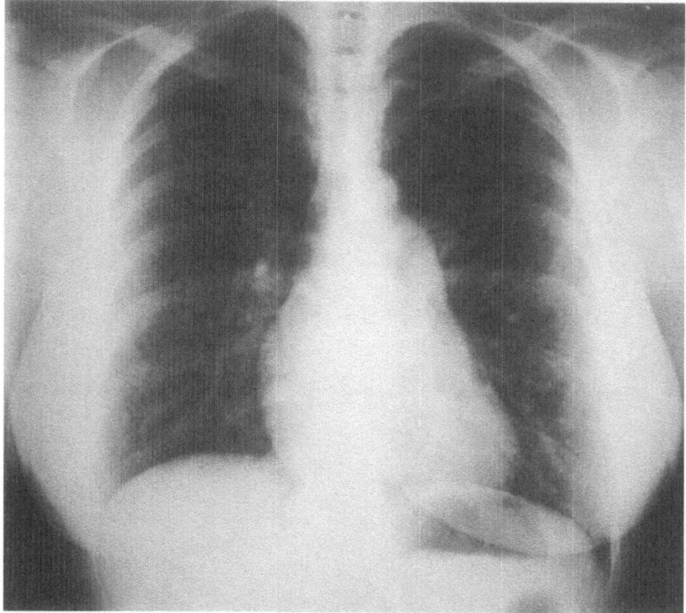

Abb. 7.2. 27jährige Frau mit systolischem Herzgeräusch
(s. auch Abb. 2.13)

1) Ist die Aufnahme symmetrisch?
2) Ist das Herz nach links oder rechts rotiert?
3) Besteht ein aktiv vermehrter Lungendurchfluß durch einen Links-
   rechts-Shunt oder eine Lungenstauung?
4) Wie sehen Aorta und Pulmonalarterie aus? Sind beide vergrößert
   oder verkleinert, oder ist die Aorta klein und die Pulmonalarterie vergrößert?
5) Welche Belastung herrscht vor: linksseitig oder rechtsseitig, Druck-
   oder Volumenbelastung?
6) Welche Herzanteile bilden den linken Herzrand?
7) Wie lautet die Diagnose?

Antworten

1) Die Aufnahme ist symmetrisch (s. S. 6).
2) Das Herz ist linksrotiert, weil der Schatten der oberen Hohlvene kaum sichtbar ist
   (s. S. 9).
3) Es besteht ein aktiv vermehrter Lungendurchfluß durch einen Links-rechts-Shunt, der
   vor allem die oberen Lungenfelder betrifft (s. S. 37).
4) Die Aorta ist klein und die Pulmonalarterie vergrößert, was auf einen Links-rechts-
   Shunt auf kardialer Ebene deutet (s. S. 18).
5) Da das Herz nach links rotiert ist, herrscht eine rechtsseitige Volumenbelastung
   (s. S. 8).
6) Von oben nach unten sind erkennbar der kleine Aortenknopf, der erweiterte Pulmonalstamm, das Infundibulum pulmonale und ein kleines Segment des linken Ventrikels
   (s. S. 52).
7) Vorhofseptumdefekt (s. S. 18).

Abb. 7.3a, b.
(s. auch Abb. 2.16 und 2.17)

1) In welchen Projektionen wurden
   beide Röntgenbilder gemacht?
2) Auf welchem Bild sieht das Herz
   normal aus?
3) Entspricht das andere Bild einer
   Links- oder Rechtsbelastung,
   einer Volumen- oder Druckbelastung?
4) Welches ist die wahrscheinlichste
   Diagnose?

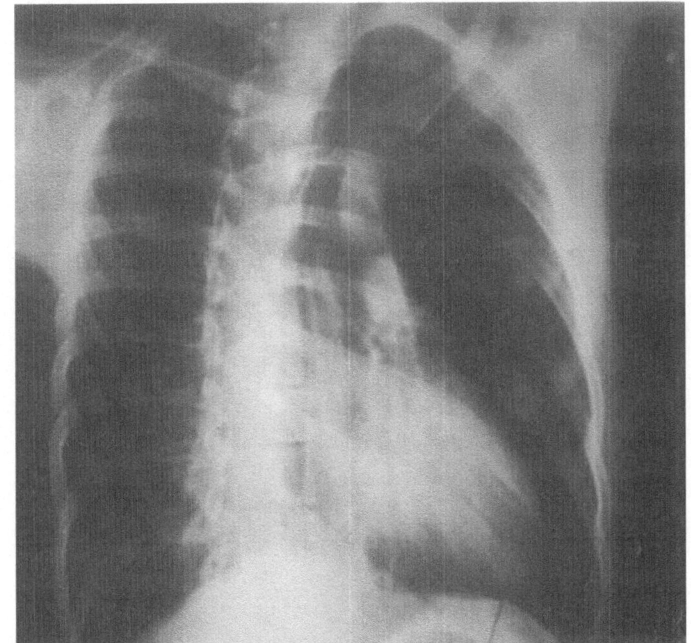

a

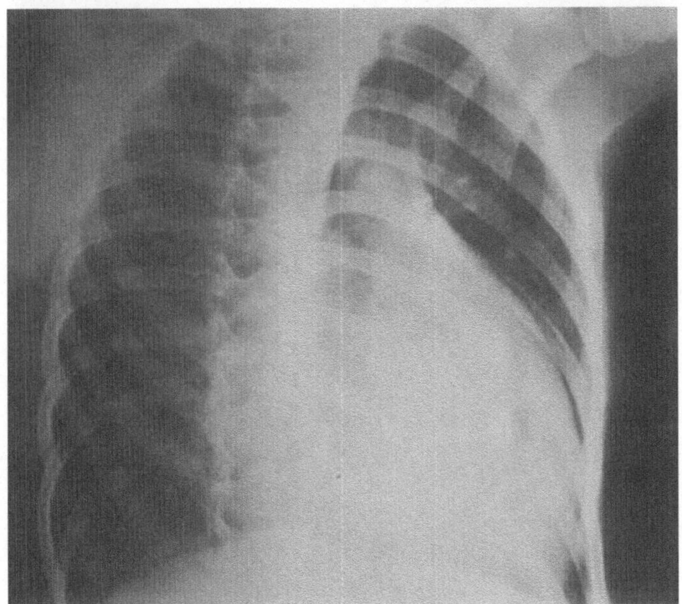

b

Antworten

1) In der vorderen schrägrechten Projektion (s. S. 16).
2) Abb. 3a stellt ein normales Herz dar: Der linke Ventrikel bildet noch den anteroinferioren Herzrand,
   die Herzbucht ist durch das Infundibulum pulmonale und den leicht vorspringenden Volumen-
   stamm ausgefüllt (s. S. 17).
3) Abb. 3b entspricht einer rechtsseitigen Volumenbelastung, da der linke Herzrand eine große Konvexität aufweist, die aus der proportional erweiterten Pulmonalarterie und dem Infundibulum pulmonale gebildet wird (s. S. 17).
4) Vorhofseptumdefekt (s. S. 18).

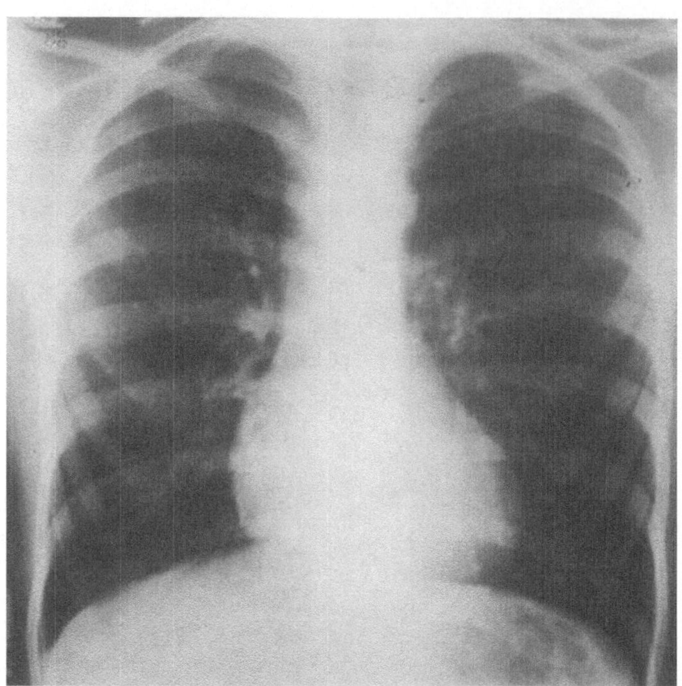

a

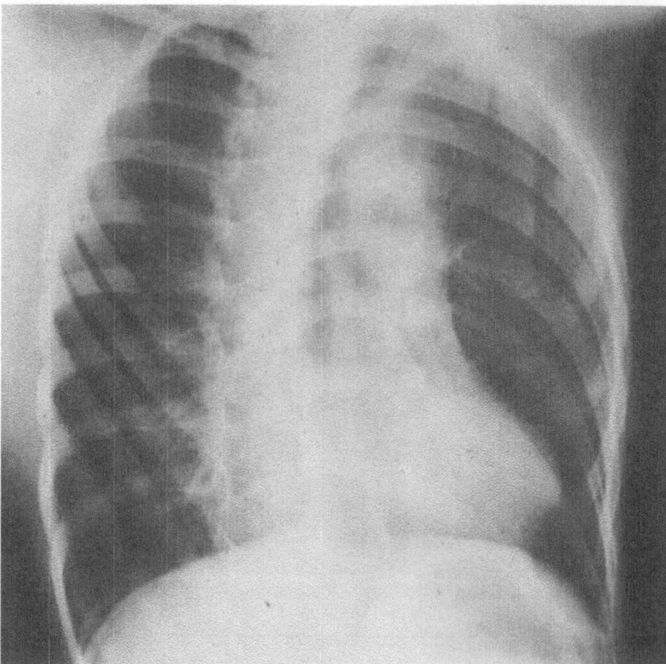

b

Abb. 7.4 a, b. Zyanotisches Kind mit systolischem Geräusch und Zeichen der Rechtsbelastung (s. auch Abb. 2.20)

1) Wie sehen die Lungengefäße aus: Sind sie bis in die Peripherie oder nur bis zur Mitte erweitert, oder sind sie bis zum Hilus klein?
2) Wie sieht die Herzbucht auf beiden dargestellten Projektionen aus?
3) Welches ist die wahrscheinlichste Diagnose?

Antworten

1) Die Lungengefäße sind bis zum Zentrum klein und die Lungenfelder sind in der Peripherie wegen verminderter Lungendurchblutung sehr transparent (s. S. 48).
2) Die Herzbucht ist in sagittaler und vorderer schrägrechter Projektion zu erkennen: Im Zusammenhang mit der Rechtsbelastung deutet dies auf eine Ausflußbahnstenose des rechten Ventrikels und der Pulmonalarterie (s. S. 19).
3) Fallot-Tetralogie (s. S. 19).

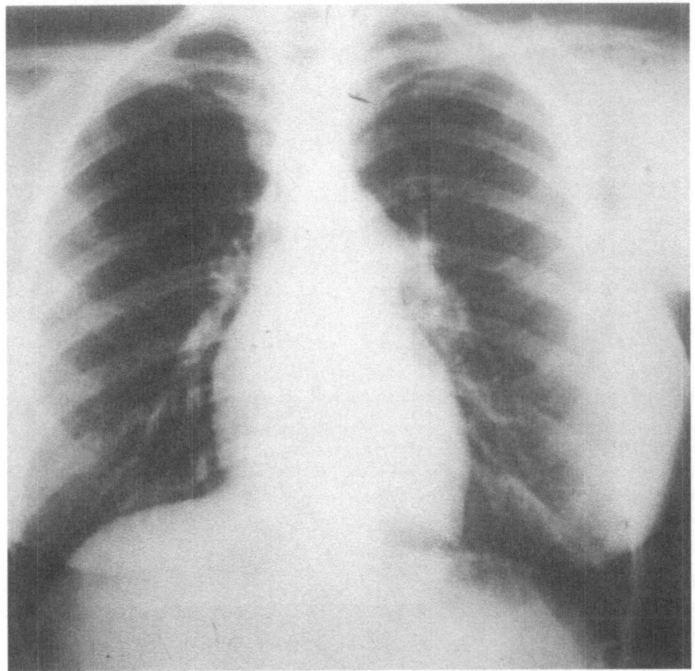

Abb. 7.5. 21jähriger Patient mit basalem systolischem Geräusch
(s. auch Abb. 2.25)

1) Sind die Lungen normal durchblutet oder besteht eine verminderte
   Durchblutung der rechten Lunge mit kleinem rechten Pulmonalast?
   Oder besteht eine vermehrte Durchblutung des linken Oberfeldes mit
   vergrößertem linken Pulmonalhauptast?
2) Sind Aorta und Pulmonalarterienstamm erweitert oder klein?
3) Wie lautet die Diagnose?

Antworten

1) Die linke Lunge erscheint vermehrt durchblutet und der rechte Pulmonalhauptast ist
   klein; das linke Oberfeld zeigt vermehrte Gefäßzeichnung und die linke Pulmonalarterie ist erweitert (s. S. 24).
2) Die Aorta ist klein, der Pulmonalarterienstamm ist erweitert, und sein kranialer Anteil
   („Dach") liegt auf einem wesentlich höheren Niveau als der Oberrand der linken Pulmonalarterie (s. S. 24).
3) Pulmonalklappenstenose (s. S. 26).

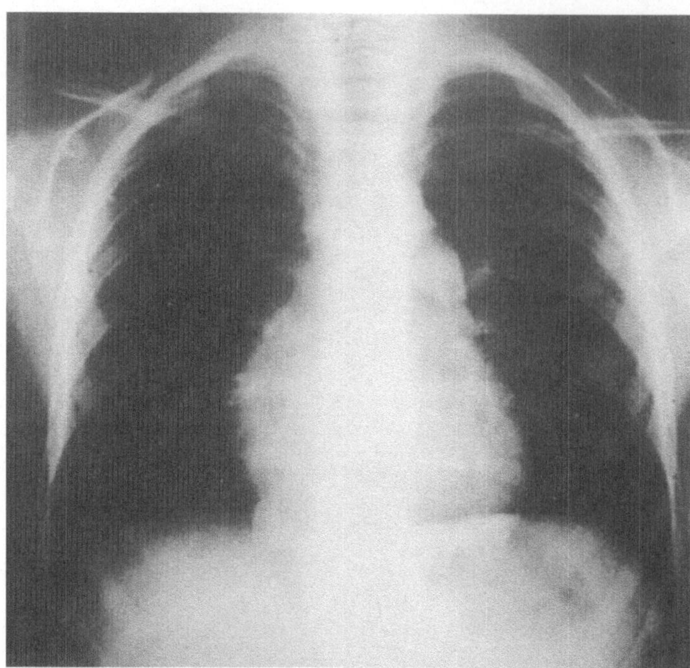

Abb. 7.6a, b. 5jähriges Kind mit basalem systolischem Geräusch und Mesokardie (s. auch Abb. 2.24)

1) Wie ist die linke und rechte Lungendurchblutung: normal, vermehrt oder vermindert?
2) Wie sind die Dimensionen der Aorta und Pulmonalarterie?
3) Wie sind auf der vorderen schrägrechten Projektion (7.6b) die Dimensionen der Ausflußbahn, des rechten Ventrikels, des Pulmonalarterienstammes und des linken Hauptastes?
4) Wie lautet die Diagnose?

a

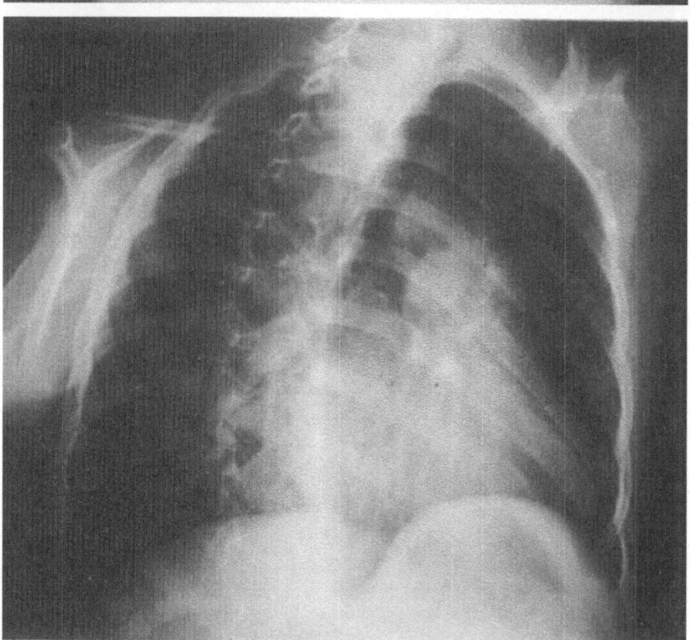

b

Antworten

1) Die rechte Lunge (7.6a) zeigt eine verminderte Durchblutung, die linke Lunge in den oberen Abschnitten eine im Vergleich zur Gegenseite leicht vermehrte Gefäßzeichnung. Die beiden Pulmonal-Hauptäste sind nicht beurteilbar, weil sie vom rechten Vorhof bzw. vom Pulmonalstamm überlagert sind (s. S. 24).
2) Die Aorta ist klein und der Pulmonalarterienstamm erweitert (s. S. 24).
3) Es besteht eine nichtproportionale Vergrößerung des Pulmonalarterienstammes im Vergleich zum Infundibulum; der im „Schnitt" getroffene linke Pulmonalhauptast ist erweitert (s. S. 21, 26).
4) Pulmonalklappenstenose.

Abb. 7.7 a, b. 14jähriges Mädchen mit Lippenzyanose (s. auch Abb. 2.22)

1) Wie ist die Lungendurchblutung: vermehrt oder vermindert?
2) Wie sind die Dimensionen der Aorta und des Pulmonalarterienstammes?
3) Wie sind die Dimensionen der rechten Ausflußbahn in beiden abgebildeten Projektionen?
4) Welches ist die wahrscheinlichste Diagnose?

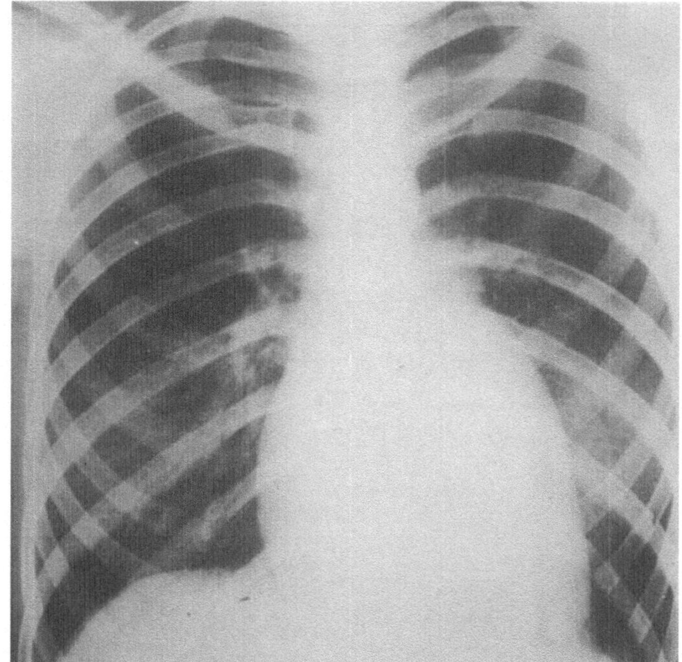

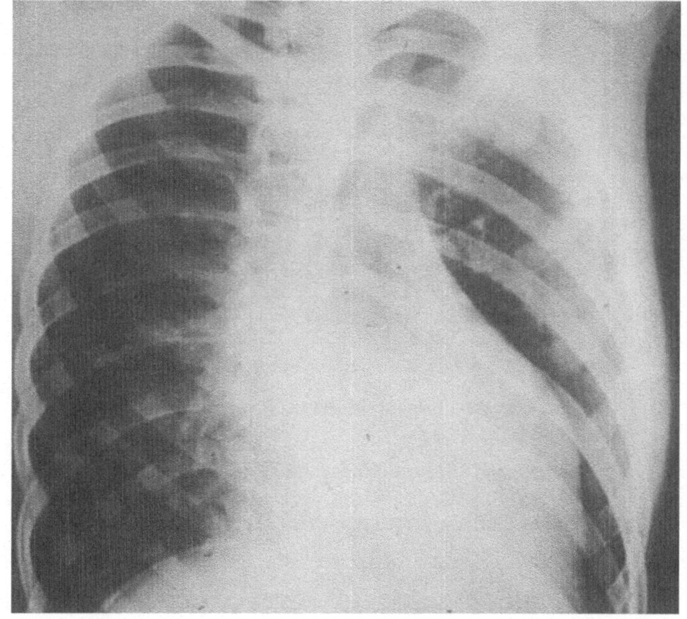

Antworten

1) Beide Lungen sind minderdurchblutet und vermehrt transparent (s. S. 22).
2) Die Aorta und der Pulmonalarterienstamm sind klein, d. h., das rechtsseitige Schlagvolumen ist reduziert (s. S. 21).
3) Die rechte Ausflußbahn ist erweitert (nichtproportionale Dilatation), während der Pulmonalarterienstamm in der vorderen schrägrechten Projektion normal erscheint. Auch auf dem dorsoventralen Bild springt die rechte Ausflußbahn am linken Herzrand vor (s. S. 22).
4) Ebstein-Anomalie (s. S. 21).

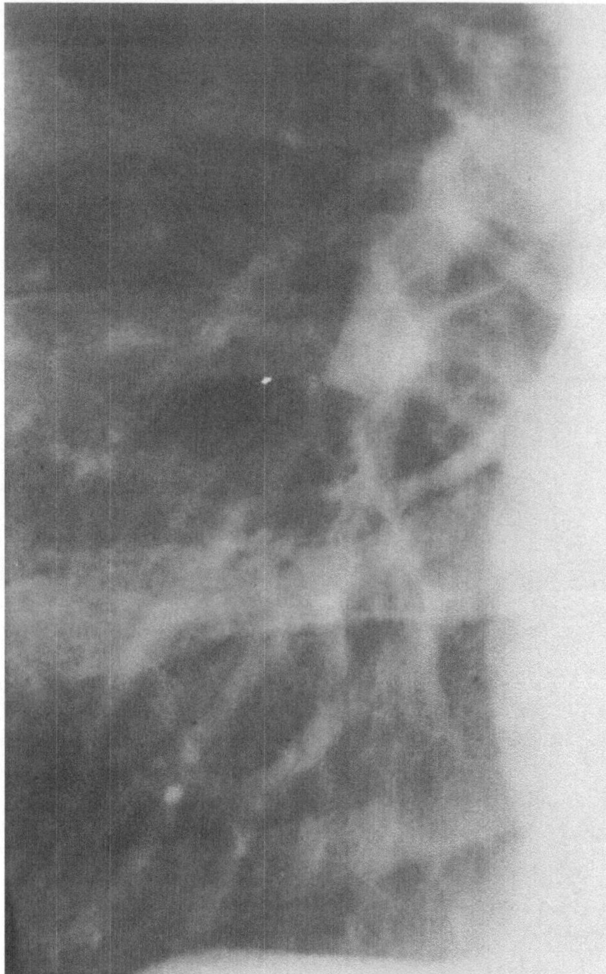

Abb. 7.8. Unteres Lungenfeld der rechten Lunge
(s. auch Abb. 3.3)

1) Welches sind die radiologischen Merkmale der Pulmonalarterien?
2) Welches sind die radiologischen Merkmale der Pulmonalvenen?

Antworten

1) Die Pulmonalarterien verlaufen mit den Bronchien von oben nach unten und überkreuzen die Bronchien nicht (s. S. 32).
2) Die Pulmonalvenen überkreuzen vor ihrem Eintritt in den linken Vorhof die Hauptbronchien; die Verzweigungswinkel sind breiter als die der Arterien und ihr Verlauf ist
   mehr geradlinig (s. S. 32).

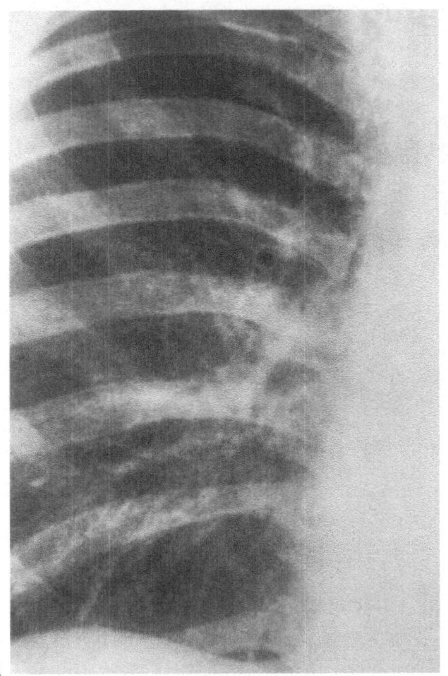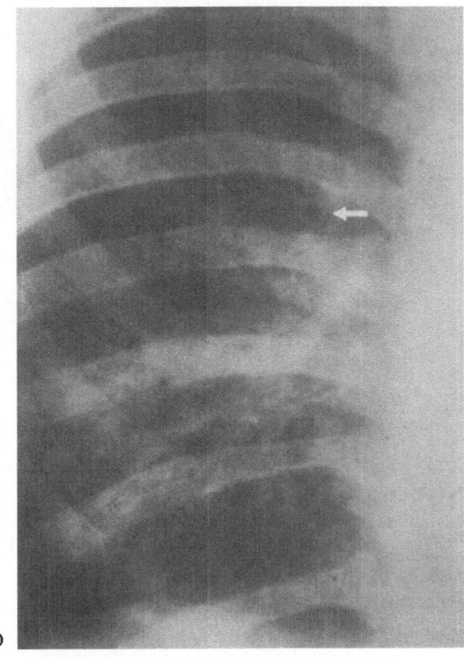

a   b

Abb. 7.9a, b. Die Hilusregion der rechten Lunge (s. auch Abb. 3.12)

1) Welche der beiden Abbildungen entspricht einer normal durchbluteten Lunge und welche einer Stauungslunge?
2) Welcher Peribronchialring ist infolge von Zunahme der interstitiellen Flüssigkeit verbreitert?

Antworten

1) Der rechte Hilus der Abb. 7.9a zeigt normale Gefäßaufzweigungen mit abgesetzten Gefäßrändern, während Abb. 7.9b eine Ansammlung interstitieller Flüssigkeit mit kaum sichtbaren Gefäßaufzweigungen aufweist (s. S. 39).
2) Der Peribronchialring der Abb. 7.9b ist infolge vermehrter interstitieller Flüssigkeit verbreitert (s. S. 41).

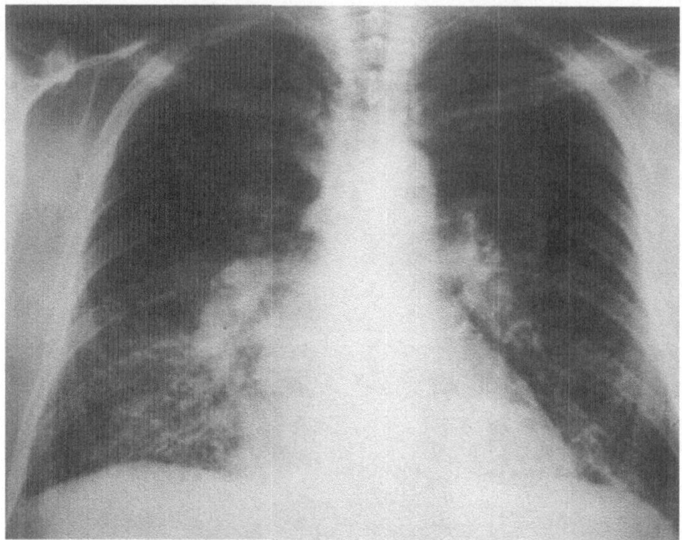

Abb.7.10. Präkardiale Schmerzen bei einem Patienten mit vorausgegangenem Myokardinfarkt

1) Zeigt das Lungengefäßbild eine aktiv oder passiv (Stauungslunge) vermehrte Lungendurchblutung?
2) Welcher Ödemtyp überwiegt?
3) Wie sind die Dimensionen des Herzens?
4) Welches ist die wahrscheinlichste Diagnose?

Antworten

1) Es handelt sich um eine Stauungslunge (s. S.34).
2) Das interstitielle Ödem überwiegt (s. S.38).
3) Die Dimensionen des Herzens sind normal (s. S.41).
4) Die normalen Dimensionen des Herzens mit interstitiellem Ödem ohne Fieber und präkardialen Schmerzen deuten auf eine Koronaropathie (vorangegangener Herzinfarkt) (s. S.41).

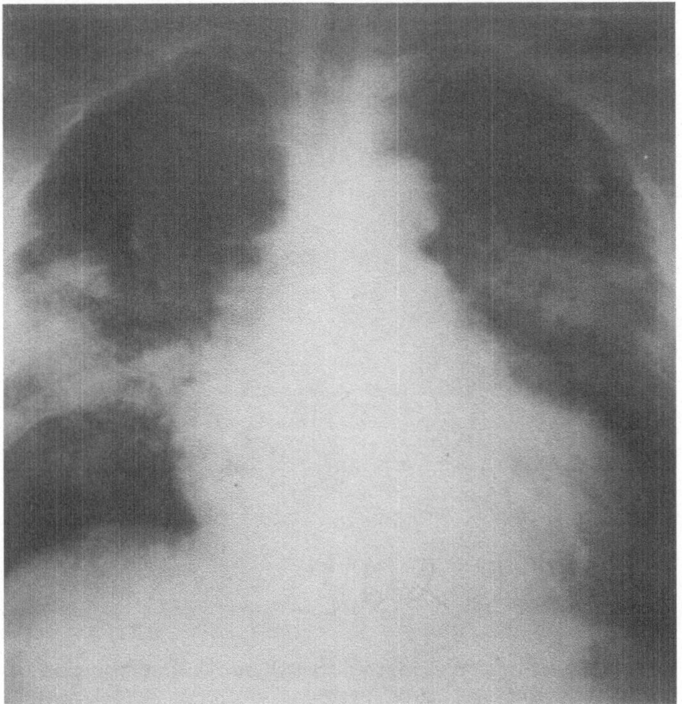

Abb. 7.11. Lungenödem (s. auch Abb. 3.15)

1) Welche Ödemform liegt vor: interstitielles oder alveoläres Ödem?
2) Wie sind die Dimensionen des Gefäßstiels?
3) Welcher Ventrikel ist vergrößert: der linke oder rechte?
4) Welche radiologische Diagnose ist die wahrscheinlichste?

Antworten

1) Es handelt sich um ein zentrales Lungenödem („Schmetterlingsödem") (s. S. 43).
2) Die Vergrößerung der A. und V. subclavia und der breite Gefäßstiel deuten auf eine Lungenüberwässerung (s. S. 44).
3) Der linke Ventrikel ist vergrößert (s. S. 54).
4) Niereninsuffizienz (s. S. 44).

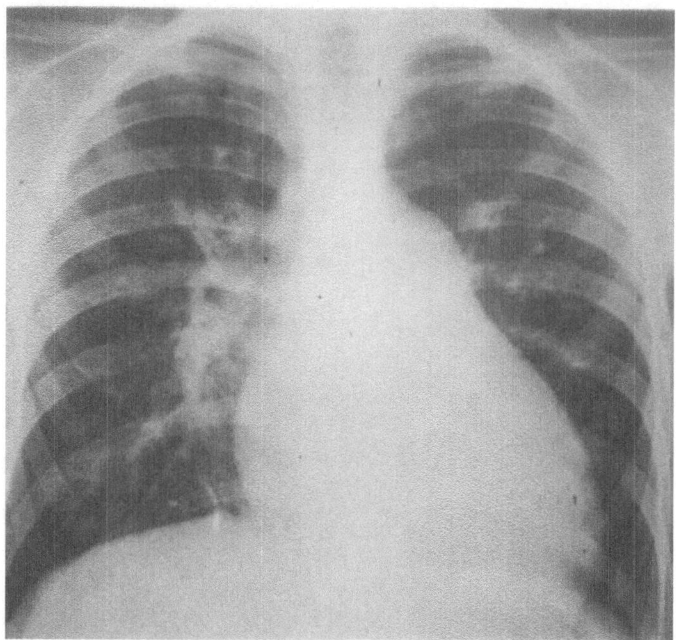

Abb.7.12. Kind mit systolischem Geräusch und Wachstumsrückstand
(s. auch Abb. 3.18)

1) Welcher Typ der vermehrten Lungengefäßzeichnung liegt vor: eine
   aktive durch Links-rechts-Shunt oder eine passive durch Stauung?
2) Welches sind die Dimensionen des Pulmonalstammes und der
   Aorta?
3) Welcher Ventrikel ist vergrößert, der linke oder der rechte?
4) Welches Vitium ist am wahrscheinlichsten?

Antworten

1) Aktiv vermehrte Lungendurchblutung mit Eröffnung der oberen Lungenabschnitte
   durch Links-rechts-Shunt (s. S. 37).
2) Die kleine Aorta und die große Pulmonalarterie deuten auf einen Links-rechts-Shunt
   auf kardialer Ebene (s. S. 74).
3) Der linke Ventrikel ist durch das Shuntvolumen vergrößert (s. S. 54).
4) Ventrikelseptumdefekt (s. S. 74).

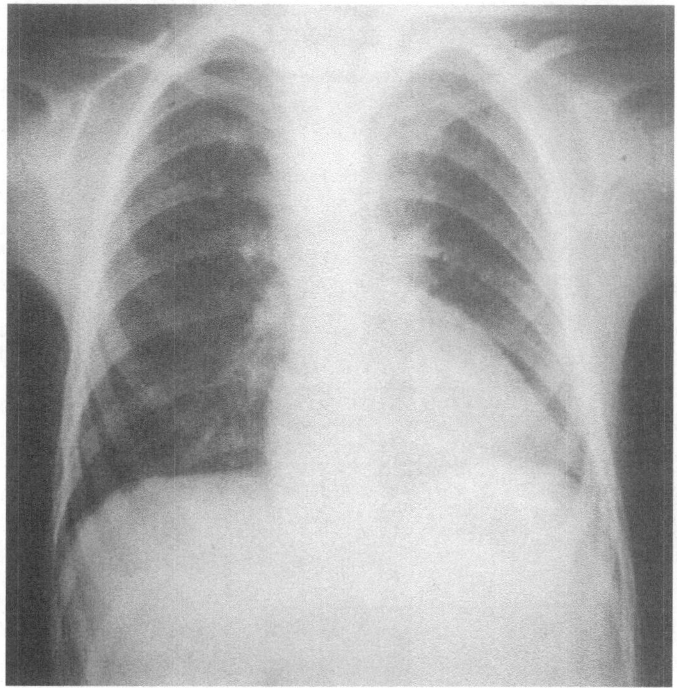

Abb. 7.13. 4jähriges Kind mit Zyanose und Zeichen der Rechtsbelastung (s. auch Abb. 3.23)

1) Welche Lunge zeigt eine verminderte und welche eine vermehrte Durchblutung?
2) Wo liegen die Aorta ascendens und descendens?
3) Wo liegt der Pulmonalarterienstamm?
4) Welche Diagnose ist die wahrscheinlichste?

Antworten

1) Die linke Lunge zeigt eine verminderte Durchblutung im Vergleich zur rechten (s. S. 48).
2) Die Aorta thoracica ist links nicht sichtbar: hohe Rechtslage der Aorta ascendens und descendens (s. S. 19).
3) Der Pulmonalarterienstamm ist nicht sichtbar (s. S. 19).
4) Fallot-Tetralogie mit asymmetrischer Lungendurchblutung (s. S. 48).

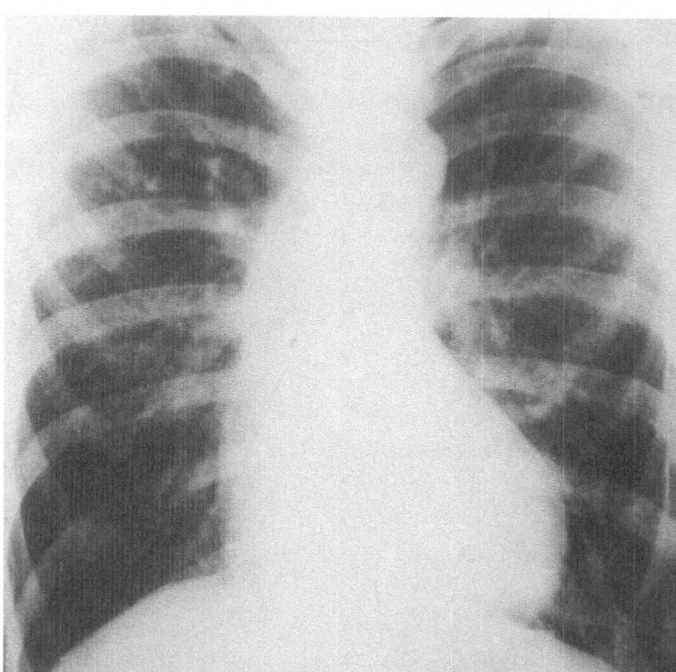

Abb. 7.14a, b. 30jähriger Patient mit ausgeprägter Zyanose und Zeichen der Rechtsbelastung (s. auch Abb. 3.26)

1) Bei Vorliegen einer Rechtsbelastung: Welcher Ventrikel bildet in beiden dargestellten Projektionen den linken Herzrand?
2) Welche Herzabschnitte bilden dann die Herzbucht?
3) Worauf weist bei einem zyanotischen Patienten die deutliche Vergrößerung der Aorta thoracalis hin?
4) Ist die Lungengefäßzeichnung normal, vermindert oder irregulär?
5) Welche Diagnose ist die wahrscheinlichste?

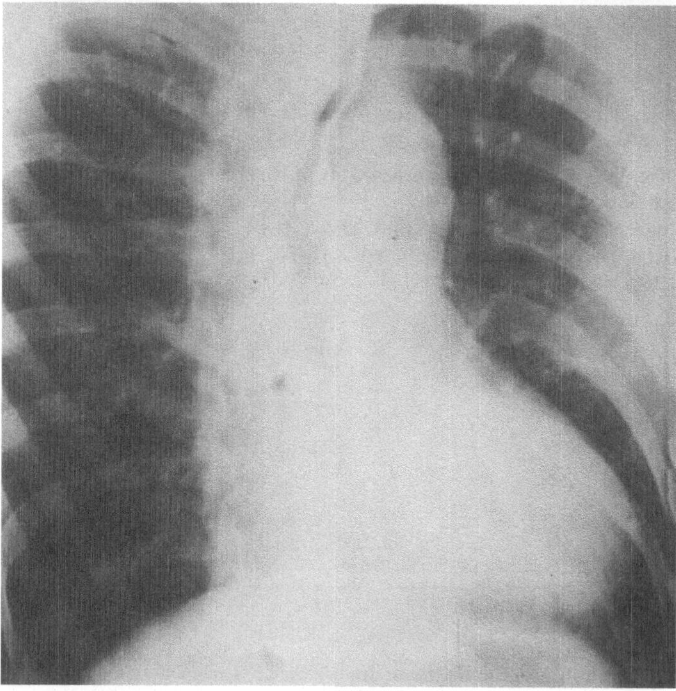

Antworten

1) Der rechte Ventrikel (s. S. 16).
2) Das Infundibulum pulmonale und der Pulmonalstamm, die proportional verengt oder verschlossen sind (s. S. 14).
3) Auf eine schwere Fallot-Tetralogie oder Pseudotruncus (s. S. 19).
4) Die Lungendurchblutung ist vermindert und sehr irregulär (s. S. 48).
5) Pseudotruncus (Typ IV) mit Unterbrechung der rechten Ausflußbahn (s. S. 19).

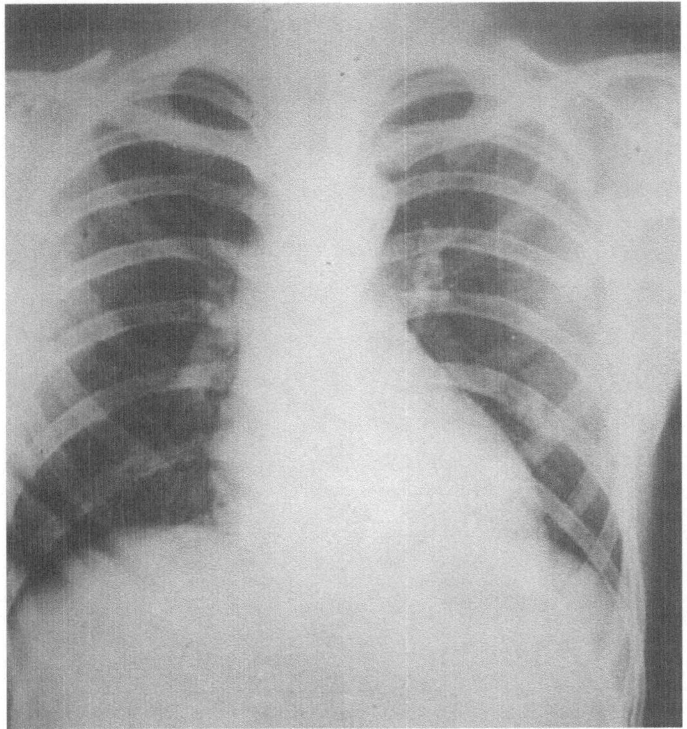

Abb. 7.15. Patient mit systolischem Geräusch und Zeichen der Linksbelastung (s. auch Abb. 4.6)

1) Welcher Ventrikel bildet den linken Herzrand?
2) Welche Form der Belastung ist wahrscheinlicher, Druck- oder Volumenbelastung?
3) Welcher Herzgefäßabschnitt erlaubt eine Differentialdiagnose bei Linksbelastung?
4) Welche Diagnose ist am wahrscheinlichsten?

Antworten

1) Unter normalen Bedingungen und bei Linksbelastung bildet der linke Ventrikel den linken Herzrand und die Herzspitze (s. S. 52).
2) Eine Druckbelastung, da Zeichen einer Querdilatation („Schulter") des Ventrikels fehlen (s. S. 54).
3) Die thorakale Aorta mit ihren Teilabschnitten (s. S. 56).
4) Aortenklappenstenose, da nur der Aortenbogen und die Aszendens dilatiert sind, während die Deszendens normale Dimensionen aufweist, weshalb nach dem vergrößerten Aortenknopf die Aortenkontur nach medial zurückgeht (s. S. 56).

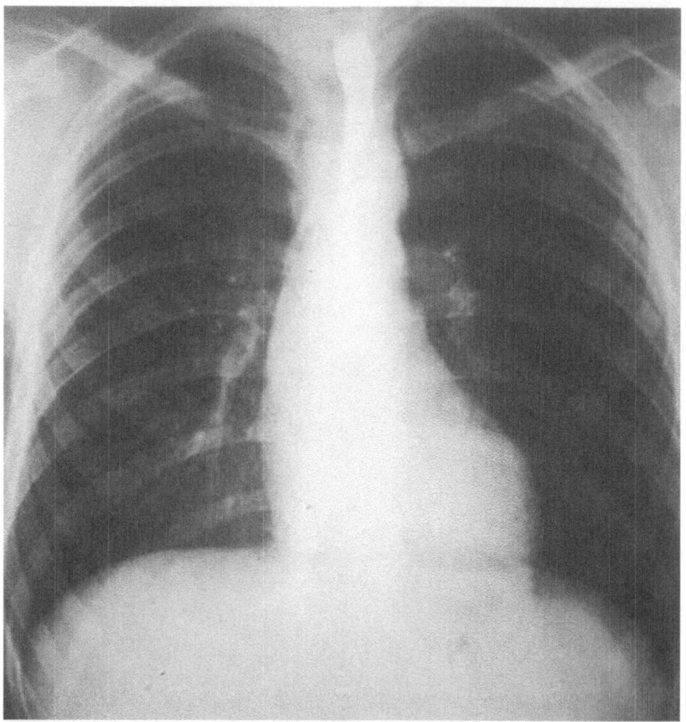

Abb. 7.16. 20jähriger Patient mit Systemhypertension (s. auch Abb. 4.8)

1) Wie sieht bei Systemhypertension normalerweise die thorakale Aorta aus?
2) Wie sieht bei diesem Patienten der Aortenbogen und die Deszendens aus?
3) Wie heißt die charakteristische Impression im Ösophagogramm?
4) Wie lautet die Diagnose?

Antworten

1) Die thorakale Aorta ist in ihren oberen Abschnitten elongiert und dilatiert (s. S. 57).
2) Die Aszendens ist prominent und der Aortenknopf stark vergrößert, weshalb angenommen werden kann, daß der Bogen in seiner ganzen Ausdehnung dilatiert ist. Die Deszendens hat normale Dimensionen. Am Übergang zwischen Aortenknopf und Deszendens findet sich eine leichte Kerbe (s. S. 56).
3) Epsilonzeichen, bedingt durch die Ösophagusimpressionen der prä- und poststenotischen Dilatationen (s. S. 56).
4) Aortenisthmusstenose (s. S. 56).

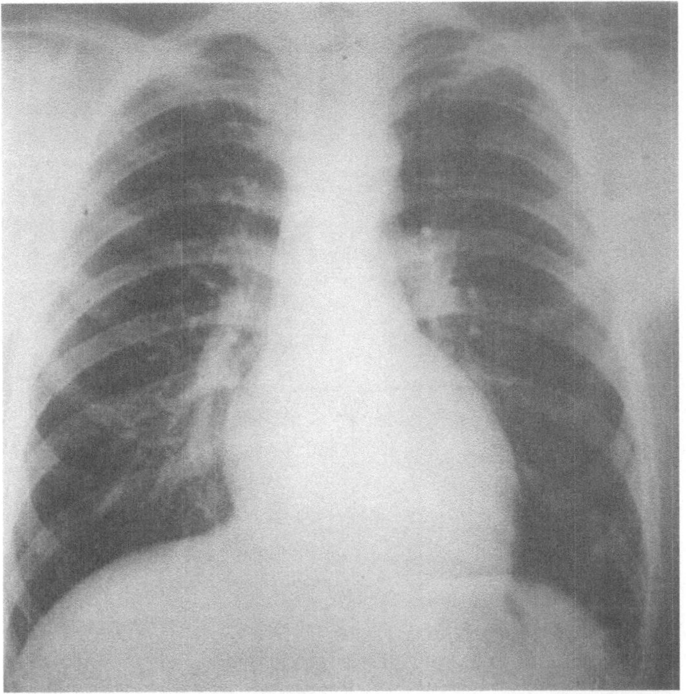

Abb. 7.17. Erwachsener mit systolischem Geräusch und Linksbelastung (s. auch Abb. 4.9)

1) Wie sieht bei dieser Linksbelastung die thorakale Aorta aus?
2) Wenn der linke Ventrikel vergrößerte Dimensionen aufweist und die Aorta sich wie abgebildet präsentiert, welche Interpretation ist die wahrscheinlich Richtige?
3) Welche Untersuchungen können die Diagnose erhärten?

Antworten

1) Die Aorta ist eher klein im Vergleich zum linken Ventrikel, der wahrscheinlich hypertrophiert ist (s. S.58).
2) Subaortenstenose (s. S.58).
3) In dieser Reihenfolge: Echokardiographie, Angio-CT und Kernspinresonanz (s. S.58).

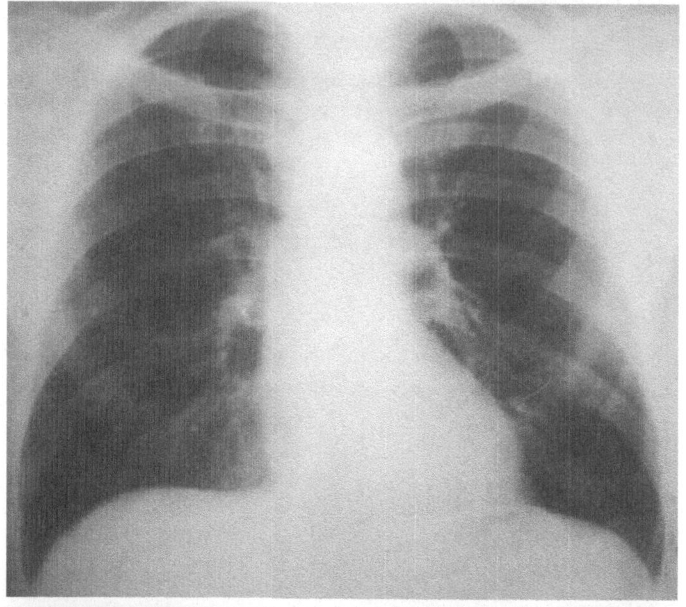

a

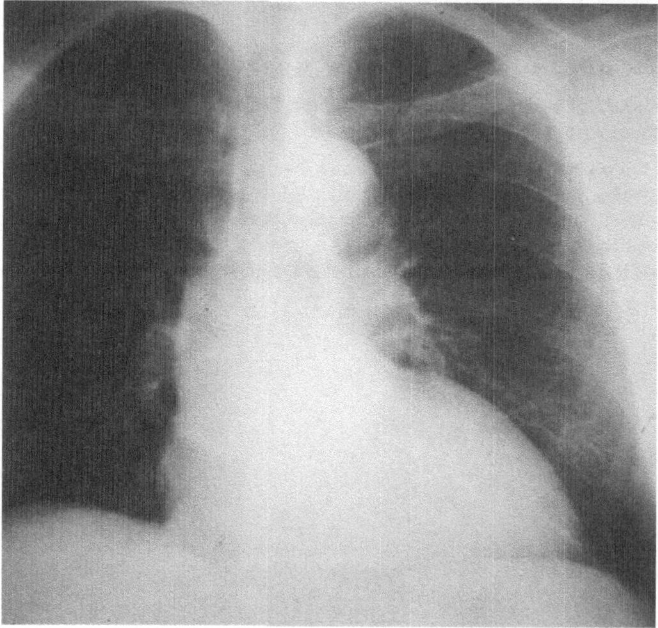

b

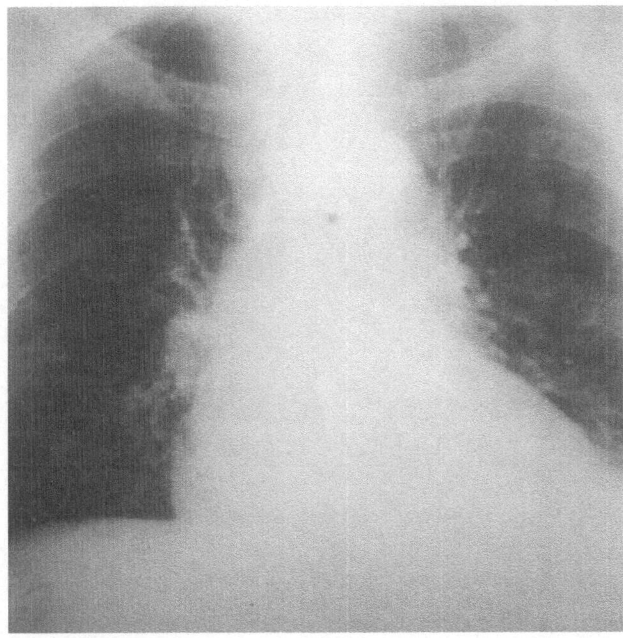

c

Abb. 7.18a–c. Entwicklung des radiologischen Bildes einer
Systemhypertension (s. auch Abb. 4.10)

1) Wie hat sich der linke Ventrikel von **a** nach **b** und **c** verändert?
2) Wie hat sich die thorakale Aorta verändert?
3) Wie hat sich die Lungengefäßzeichnung geändert?
4) Welche Komplikation der Systemhypertension ist aufgetreten?

Antworten

1) In **b** ist der linke Ventrikel länger, mit **c** ist er dilatiert (s. S. 59).
2) Die Aorta elongierte progressiv (s. S. 59).
3) In **c** besteht eine Lungenstauung und ein Pleuraerguß (s. S. 59).
4) Die Systemhypertension hat zur Komplikation des Linksversagens geführt (s. S. 59).

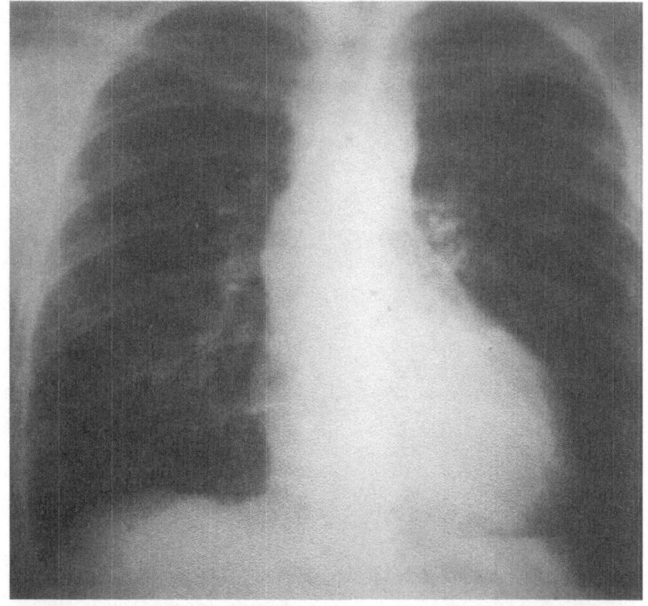

a

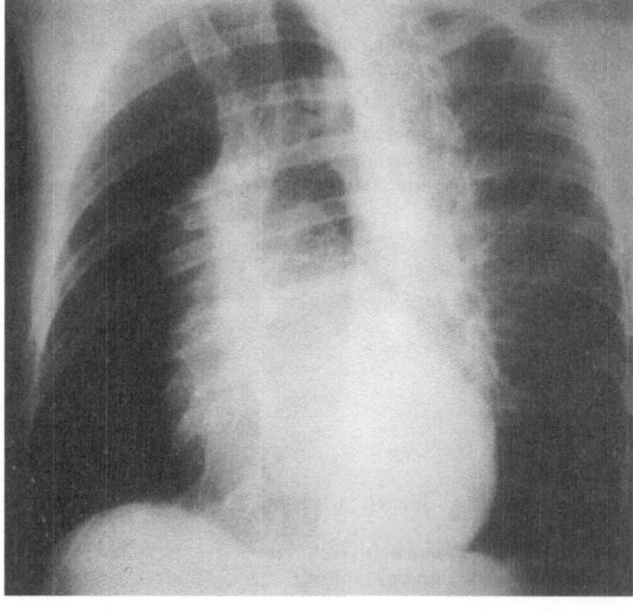

b

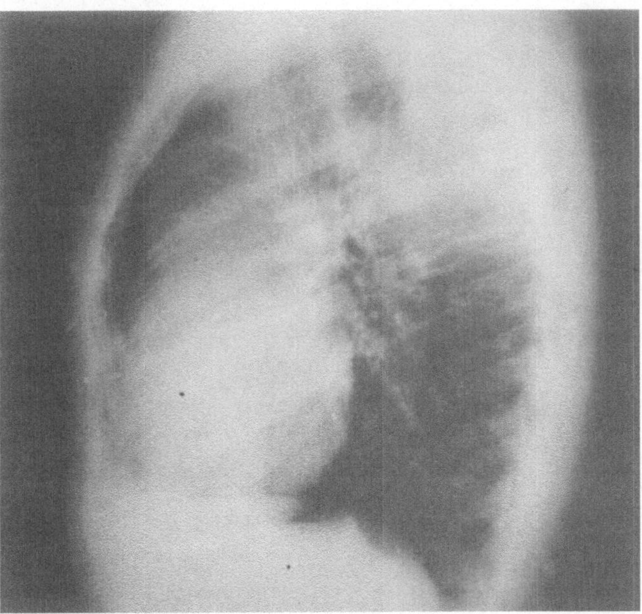

c

Abb. 7.19 a–c. Patient mit systolischem und diastolischem Geräusch (s. auch Abb. 4.14, 4.24 u. 4.30)

1) Deutet der linke Ventrikel auf eine vorwiegende Druck- oder Volumenbelastung?
2) Wie sehen die einzelnen Aortenabschnitte aus?
3) Zeigen die Oberfelder der Lungen Besonderheiten?
4) Welche Diagnose ist am wahrscheinlichsten?
5) Welchen Beitrag zur Diagnose leistet das vordere schräglinke Bild **b**?
6) Welche 2 Zeichen erkennt man auf dem Seitenbild?

Antworten

1) Der Ventrikel ist auch im Spitzenbereich querdilatiert, weshalb eine Volumenbelastung vorherrschen dürfte (s. S. 59).
2) Aortenbogen, Aortenknopf und linke A. subclavia sind erweitert, während die Deszendens normale Dimensionen aufweist (s. S. 61).
3) Die Gefäßzeichnung in den Oberfeldern ist geringgradig vermehrt, wie man bei Linksbelastung ohne Stauungszeichen sehen kann (s. S. 59).
4) Aortenstenose und Insuffizienz (s. S. 61).
5) Das vordere schräglinke Bild zeigt die Querdilatation des linken Ventrikels, ohne daß der linke Vorhof wesentlich vergrößert und die Aorta ascendsens poststenotisch erweitert ist (s. S. 68).
6) Das Seitenbild zeigt, wie der vergrößerte linke Ventrikel das Kavadreieck überlagert und wie die erweiterte Aszendens den Retrosternalraum einnimmt (s. S. 72).

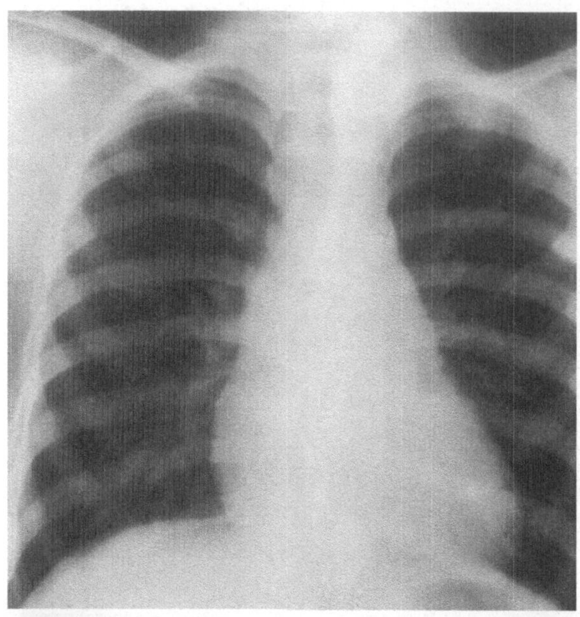

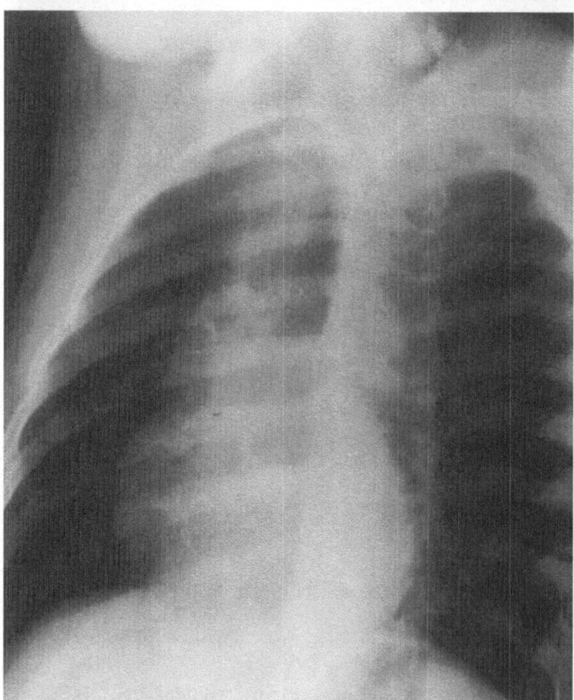

Abb. 7.20 a, b. 5jähriges Kind mit systolischem Herzgeräusch (s. auch Abb. 4.29)

1) Welcher Ventrikel ist überlastet: der rechte oder der linke?
2) Wie sehen die Abschnitte der thorakalen Aorta aus?
3) Welche Projektion benötigt man, um die Diagnose stellen zu können?
4) Welche Diagnose ist am wahrscheinlichsten?

Antworten

1) Wie man auf dem vorderen schräglinken Bild gut erkennt, ist der linke Ventrikel vergrößert, so daß eine Linksbelastung vorliegen dürfte (s. S. 68).
2) Nur das vordere schräglinke Bild zeigt die poststenotische Aortendilatation der Aszendens (s. S. 71).
3) Die vordere schräglinke Projektion (s. S. 71).
4) Aortenklappenstenose (s. S. 71).

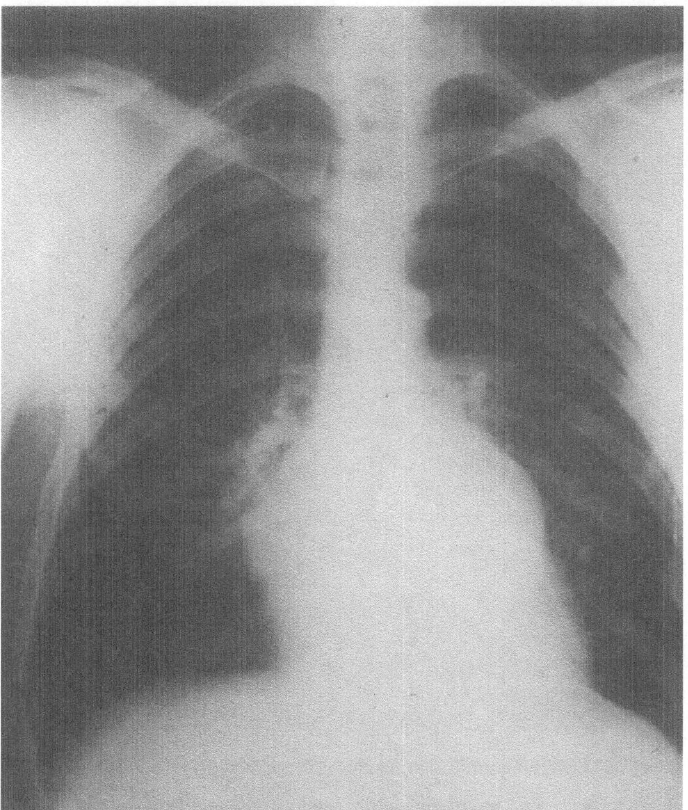

Abb. 7.21. Patient mit anamnestischem Vorhofflimmern
(s. auch Abb. 4.19)

1) Welche linke Herzkammer ist vergrößert, der Vorhof oder der Ventrikel?
2) Wie sieht die thorakale Aorta aus: Ist sie vergrößert und verlängert oder klein und kurz?
3) Wie ist die Lungenperfusion?
4) Wie lautet die Diagnose?

Antworten

1) Der linke Vorhof ist vergrößert und wölbt sich sowohl links wie rechts vor, während der Ventrikel normal aussieht (s. S. 64).
2) Die Aorta ist klein und kurz, wie man sie häufig bei Mitralvitia sieht (s. S. 66).
3) Die Lungendurchblutung ist in den Oberfeldern entsprechend der Umverteilung des Flusses vermehrt (s. S. 36).
4) Mitralstenose (s. S. 65).

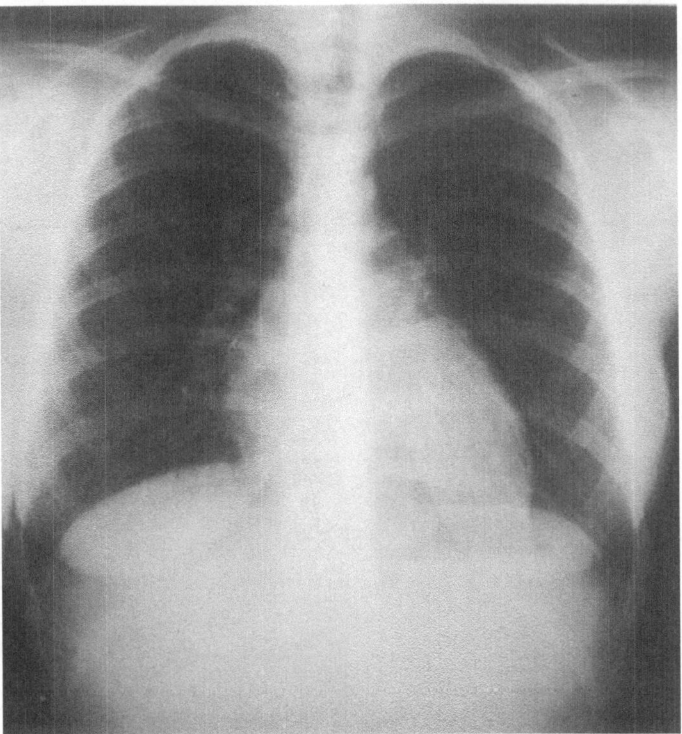

Abb. 7.22. Mädchen mit systolischem Herzgeräusch (s. auch Abb. 4.20)

1) Wie sehen die Lungenoberfelder aus?
2) Haben Aorta und Pulmonalarterie normale Dimensionen?
3) Welche Struktur des Herzens füllt unter der Pulmonalarterie die Herzbucht aus?
4) Welche Herzkammer bildet den linken Herzrand, und welche Überlastung ist am wahrscheinlichsten?
5) Für welches valvuläre Vitium ist diese kardiovaskuläre Aufnahme typisch?

Antworten

1) Die Lungenoberfelder zeigen eine vermehrte venöse Lungenzeichnung (s. S. 66).
2) Die Aorta ist klein, während Pulmonalstamm und rechter Hauptast normale Dimensionen aufweisen (s. S. 66).
3) Die Herzbucht ist durch den linken Vorhof mit Herzohr ausgefüllt. Sie könnte auch durch die rechte Ausflußbahn besetzt sein, aber dann sollten Zeichen der Linksrotation des Herzens vorliegen (s. S. 66).
4) Der linke Ventrikel ist durch Volumenbelastung dilatiert und bildet den linken Herzrand (s. S. 60).
5) Die Silhouette ist für Mitralinsuffizienz typisch (s. S. 66).

Abb. 7.23 a, b. Die vordere schräglinke Projektion in 2 Fällen mit
erworbenem Herzfehler

1) Sind auf dem vorderen schräglinken Bild **a** der linke Vorhof
   oder der linke Ventrikel oder
   beide linke Herzkammern vergrößert?
2) Welche Diagnose ist die wahrscheinlichste in Anbetracht der
   Aorten- und Ventrikelgröße?
3) Welche Herzkammer ist auf dem
   vorderen schräglinken Bild **b** die
   am meisten dilatierte?
4) Welche Diagnose ist bei systolischem Geräusch und unter
   Betrachtung des Aortenbogens
   wahrscheinlich?

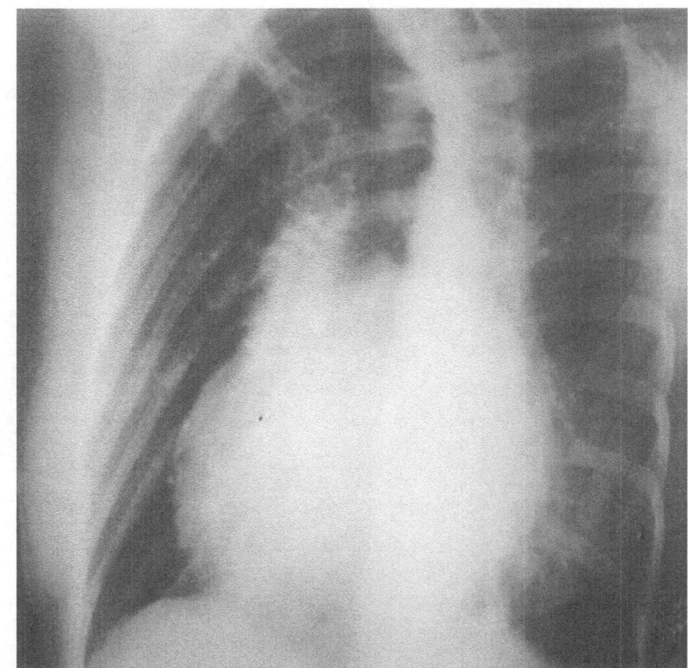

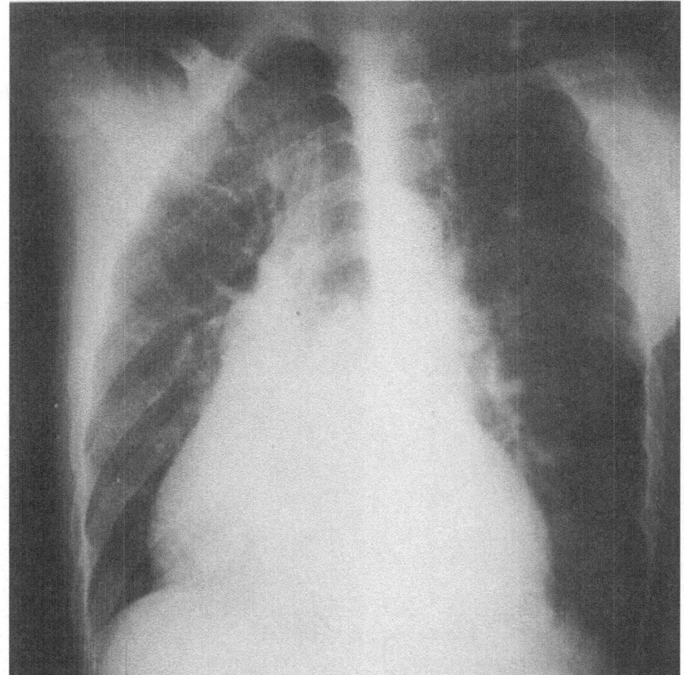

Antworten

1) Der linke Vorhof, der den linken Hauptbronchus nach oben verlagert, ist vergrößert (s. S. 71).
2) Der Aortenbogen und linke Ventrikel sind eher klein. Die wahrscheinlichste Diagnose lautet: Mitralklappenstenose (s. S. 66).
3) Beide linken Herzkammern sind dilatiert (s. S. 71).
4) Der Aortenbogen ist relativ klein. Die wahrscheinlichste Diagnose lautet: Mitralinsuffizienz (s. S. 66).

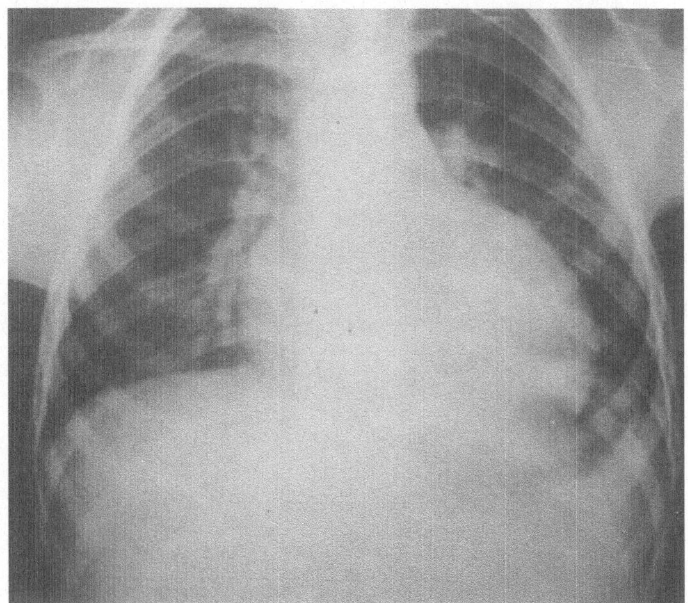

Abb. 7.24. Kind mit systolischem Geräusch (s. auch Abb. 4.32)

1) Welcher Ventrikel ist dilatiert?
2) Wie ist, vor allem in den Oberfeldern, die Lungengefäßzeichnung?
3) Wie sehen die Aortenabschnitte aus?
4) Welcher angeborene Herzfehler ist am wahrscheinlichsten?

Antworten

1) Der linke Ventrikel ist infolge Volumenbelastung dilatiert (s. S.60).
2) Die Lungengefäßzeichnung ist durch einen Links-rechts-Shunt vermehrt (s. S.74).
3) Die thorakale Aorta ist auch im Bogenbereich klein (s. S.74).
4) Ein Ventrikelseptumdefekt, da eine linksseitige Volumenbelastung mit kleiner Aorta vorliegt (s. S.74).

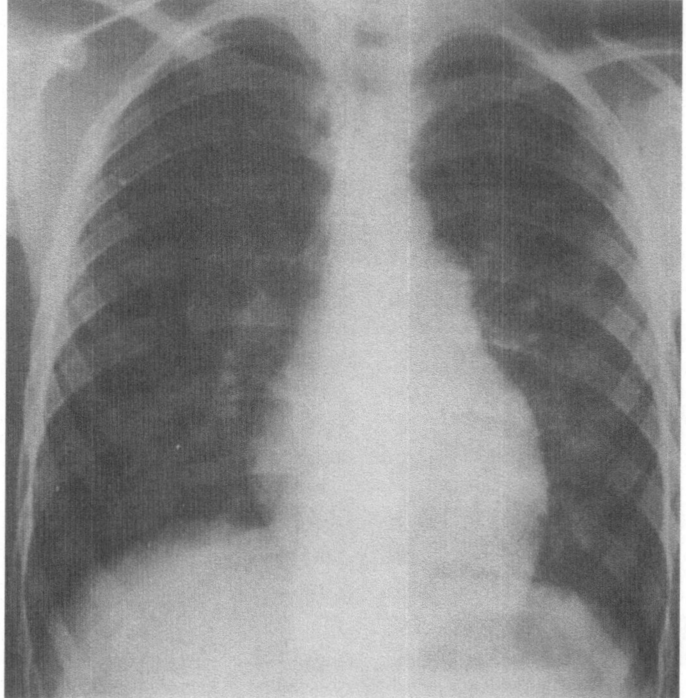

Abb. 7.25. Patient mit systolisch-diastolischem Geräusch
(s. auch Abb. 4.33)

1) Welcher Ventrikel ist vergrößert?
2) Wie ist die Lungengefäßzeichnung in den Oberfeldern?
3) Wie sieht die thorakale Aorta aus?
4) Wie sieht der Pulmonalarterienstamm aus?
5) Welche Diagnose ist am wahrscheinlichsten?

Antworten

1) Der linke Ventrikel ist vergrößert (s. S. 60).
2) Die Lungengefäßzeichnung in den Oberfeldern ist vermehrt, was wahrscheinlich durch
einen Links-rechts-Shunt bedingt ist (s. S. 74).
3) Der Aortenknopf ist prominent, unterhalb davon weicht die Kontur der Deszendens
nach medial ab und wird auf Höhe der Pulmonalarterie wieder normal (s. S. 74).
4) Der Pulmonalarterienstamm ist erweitert (s. S. 74).
5) Offener Ductus Botalli (s. S. 74).

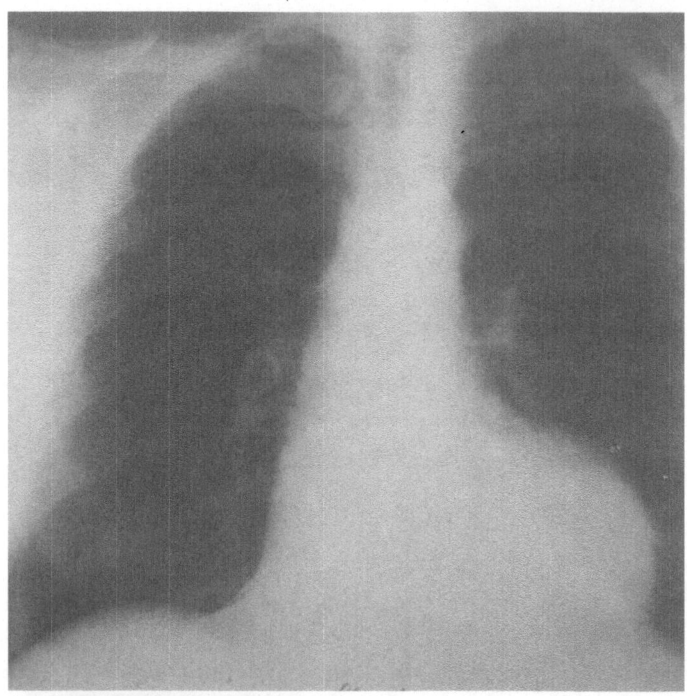

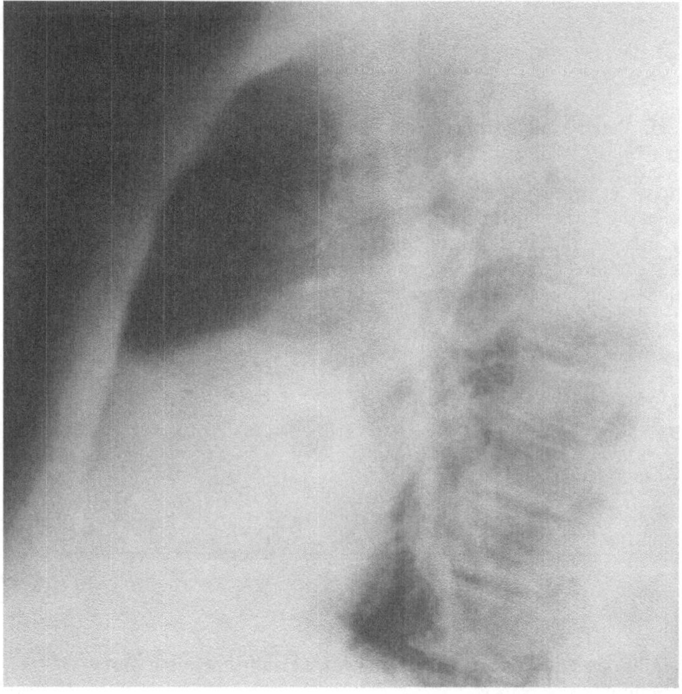

Abb. 7.26 a, b. Patient nach Vorderwandinfarkt (s. auch Abb. 6.4)

1) Zeigt das dorsoventrale Bild **a**
   die Zeichen eines Aneurysmas
   des linken Ventrikels?
2) Welches Zeichen deutet auf dem
   Seitenbild auf ein großes Ventrikelaneurysma?

Antworten

1) Das dorsoventrale Bild zeigt eine etwas auffallende Prominenz des linken Herzrandes,
   die bei anamnestisch gesichertem vorangegangenem Myokardinfarkt eine Klärung
   durch andere Projektionen erfordert (s. S. 89).
2) Das Doppelkonturzeichen, das durch Überlagerung des Aneurysmas auf dem Ventrikel
   entsteht (s. S. 90).

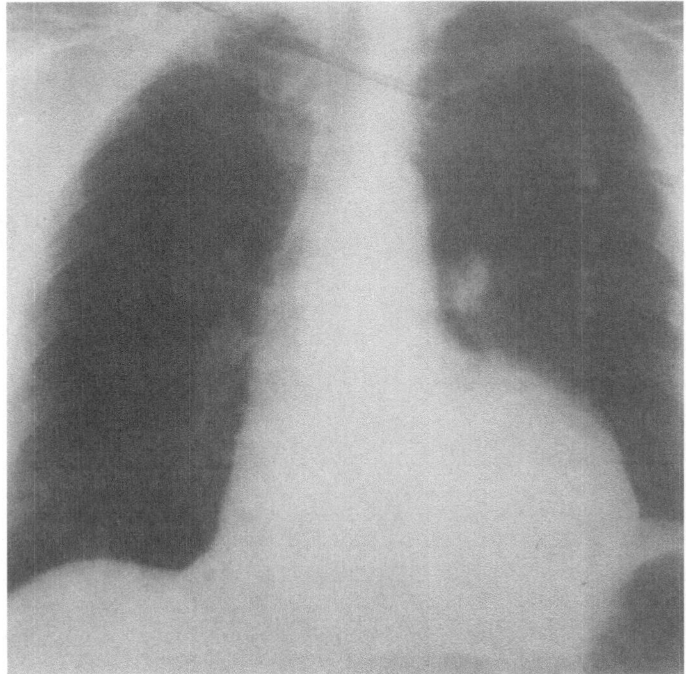

Abb. 7.27. Patient mit vorangegangenem anteroapikalem Infarkt (s. auch Abb. 6.2)

1) Zeigt das dorsoventrale Bild ein großes Ventrikelaneurysma?

Antwort

1) Die prominente Kontur am linken Herzrand erfordert bei der Infarktanamnese eine sorgfältige Untersuchung auf eine Komplikation, vor allem auf ein Ventrikelaneurysma. Durch die Magenblase hindurch erkennt man einen großen Aneurysmasack (s. S. 90).

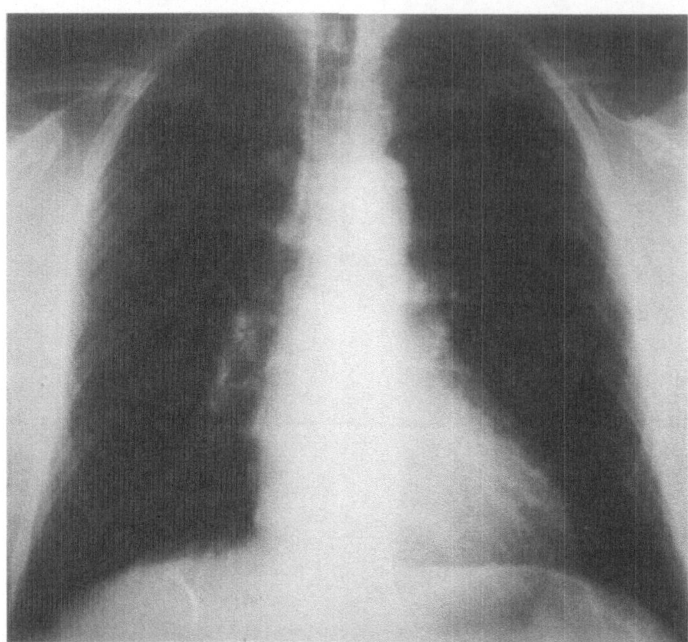

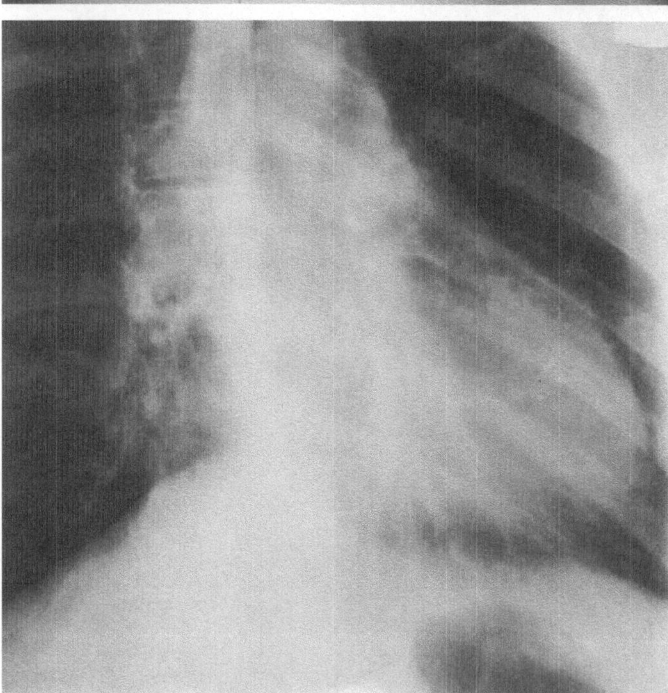

Abb. 7.28 a, b. Patient mit vorausgegangenem Vorderwandinfarkt (s. auch Abb. 6.1)

1) Auf dem dorsoventralen Bild erscheint der linke Ventrikel nicht vergrößert (**a**). Kann eine Ventrikelvergrößerung oder ein Aneurysma mit Sicherheit ausgeschlossen werden?
2) Wie sehen die Lungen in diesem Fall aus?
3) Zeigt der linke Ventrikel auf dem vorderen schrägrechten Bild einen normalen Herzrand?
4) Wie lautet die Diagnose?

Antworten

1) Mit einer alleinigen sagittalen Projektion kann man die Vergrößerung einer Herzkammer, Herzverkalkungen oder ein Ventrikelaneurysma nicht ausschließen (s. S. 89).
2) Die Lungengefäßzeichnung ist besonders in den Oberfeldern vermehrt. Viele Venen sind infolge einer venösen Hypertension sichtbar geworden: Dieser Befund erfordert eine gründliche Untersuchung des linken Ventrikels in mehreren Projektionen (s. S. 89).
3) Auf dem vorderen schrägrechten Bild erscheint der linke Ventrikel im Gegensatz zum dorsoventralen Bild vergrößert, und der Herzrand zeigt eine Prominenz („Winkel"), die an einen Aneurysmasack denken läßt (s. S. 90).
4) Aneurysma des linken Ventrikels (s. S. 90).

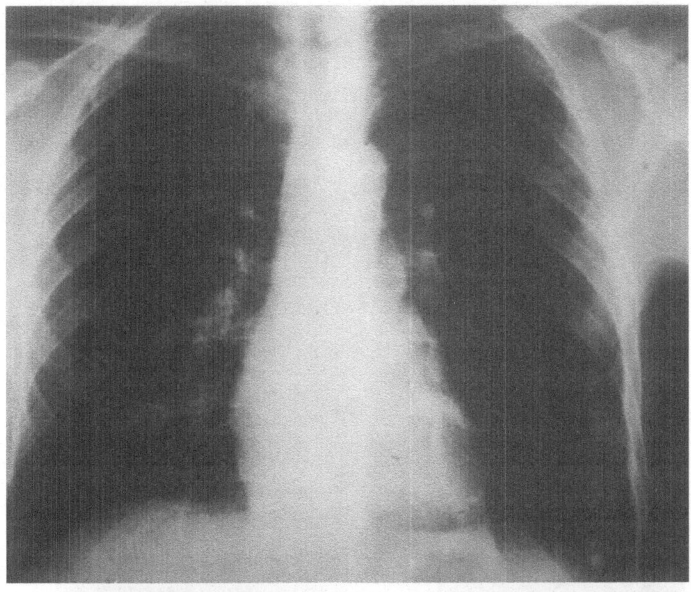

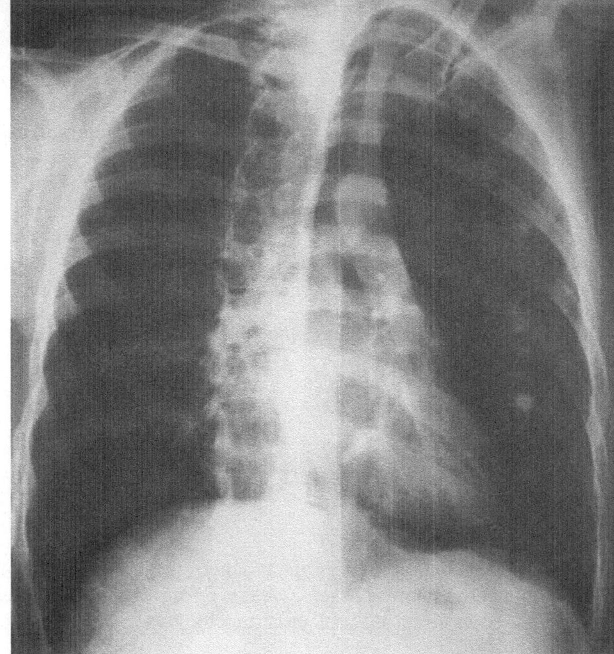

Abb. 7.29 a–c. Legende und Antworten s. S. 126

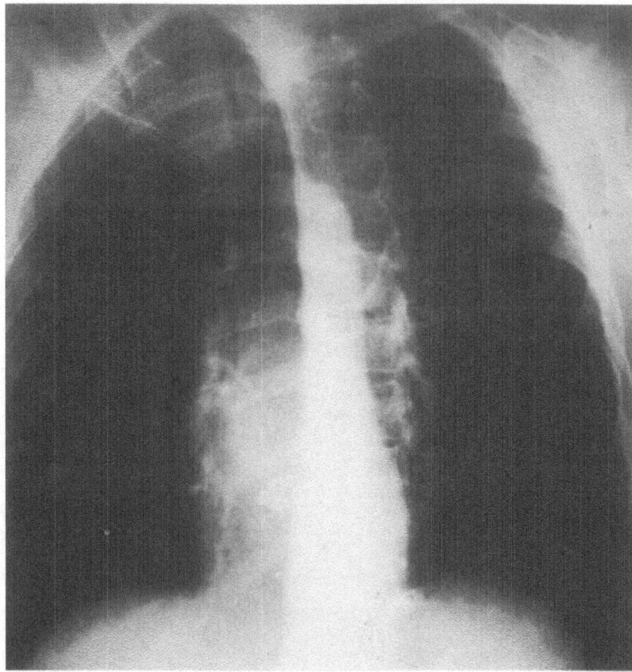

c

Abb. 7.29 a–c. Patient mit Belastungsdyspnoe (s. auch Abb. 5.10)

1) Zeigt das dorsoventrale Röntgenbild am linken Herzrand eine besondere Prominenz?
2) Welche Herzkammer ist auf dem vorderen schräglinken Bild vergrößert?
3) Warum ist es nützlich, auch ein vorderes schrägrechtes Bild anzufertigen und welche Veränderungen kann man darauf erkennen?
4) Wie lautet die Diagnose?

Antworten

1) Das Herz hat normale Dimensionen, zeigt aber auf Höhe des linken Herzohrs eine kleine Prominenz. Dieses Zeichen erfordert eine Untersuchung in anderen Projektionen, da es noch normal oder bereits Ausdruck einer Vorhofvergrößerung sein kann (s. S. 64).
2) Wie das vordere schräglinke Bild zeigt, ist der linke Vorhof vergrößert und hebt den linken Hauptbronchus nach kranial. Der linke Ventrikel ist klein, so daß man an eine Mitralstenose denkt. Nun sollte man nach Mitralklappenverkalkungen suchen (s. S. 70).
3) In vorderer schrägrechter Projektion bemerkt man eine Mitralklappenverkalkung, die im posteroinferioren Quadranten unter der Ventrikellängsachse liegt (s. S. 88).
4) Mitralstenose mit Mitralklappenverkalkung (s. S. 88).

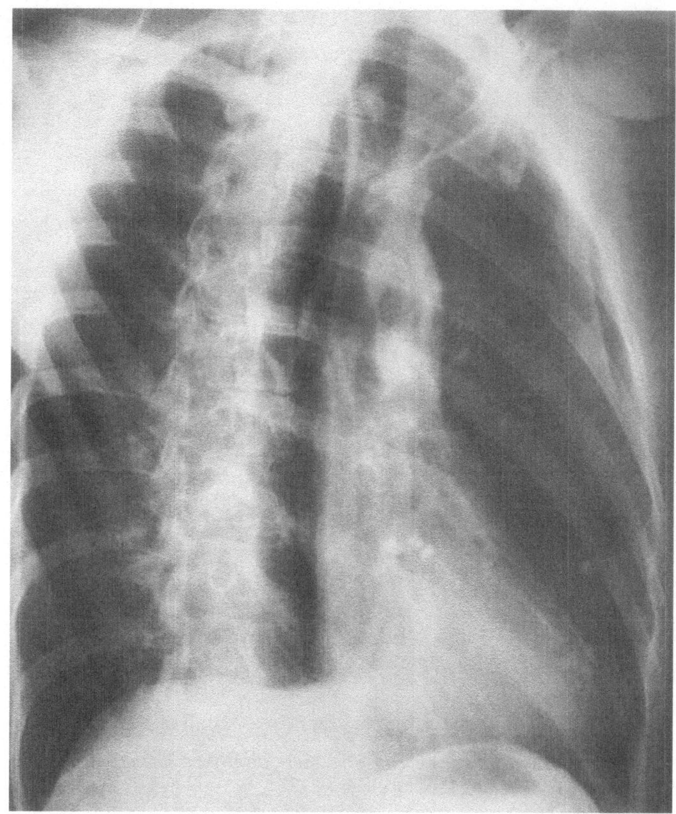

Abb. 7.30. Patient mit Aortenklappenstenose (s. auch Abb. 5.10)

1) Warum wurde ein Bild in vorderer schrägrechter Projektion angefertigt?
2) Welches Zeichen deutet bei Durchleuchtung des Patienten auf Verkalkung der Aortenklappe?

Antworten

1) Um eine eventuelle Aortenklappenverkalkung nachzuweisen. Die Aortenklappe findet sich oberhalb der Längsachse des Ventrikels im anterosuperioren Quadranten (s. S. 88).
2) Bei Drehung des Patienten bleibt die verkalkte Klappe im Zentrum des Bildes und bewegt sich vorwiegend in kraniokaudaler Richtung (s. S. 88).

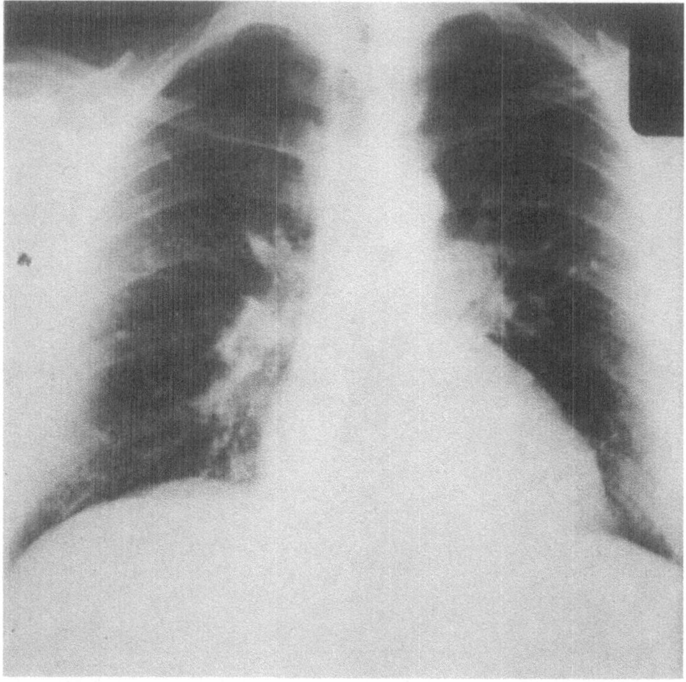

Abb. 7.31. Patient nach schwerem anginösen Anfall (s. auch Abb. 5.3)

1) Welches besondere Zeichen findet sich am linken Herzrand?
2) Wie sehen die Lungenoberfelder aus?

Antworten

1) Der linke Herzrand zeigt eine pleuroperikardiale Adhäsion. Da anamnestisch der Patient keine Pleuritis hatte und keine anderen Adhäsionen vorliegen, handelt es sich um die Folge eines umschriebenen transmuralen Infarktes an dieser Stelle (s. S. 80).
2) Es besteht eine leichte venöse Stauung (s. S. 80).

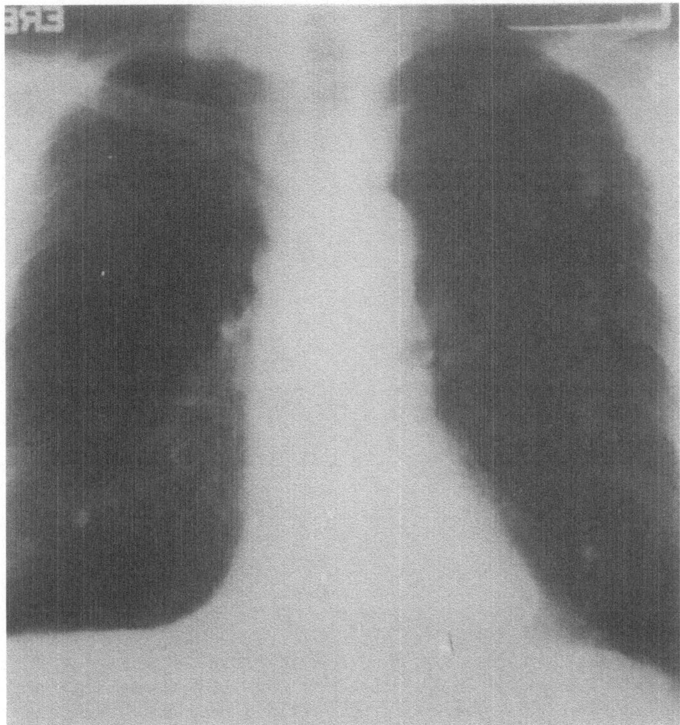

Abb. 7.32. Patient mit altem Spitzeninfarkt (s. auch Abb. 5.8)

1) Der linke Ventrikel hat normale Dimensionen, zeigt aber ein beson-
deres Zeichen. Welches?
2) Bestehen Zeichen der venösen Stauung?

Antworten

1) Es besteht eine apikal/paraapikale Verkalkung im Bereich des vorangegangenen
Infarktes (s. S. 86).
2) Es finden sich keine Zeichen der Stauung oder venösen Hypertension, da kein Aneurysma besteht und die Infarktzone umschrieben ist (s. S. 89).

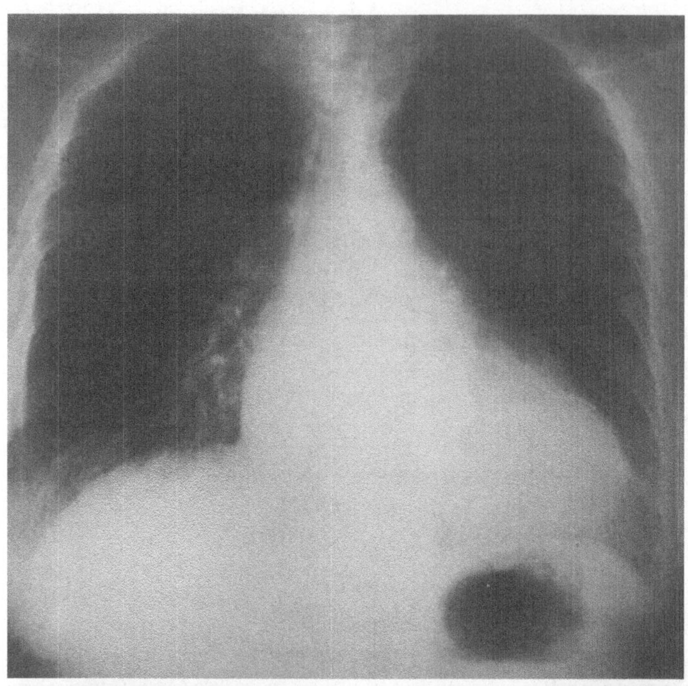

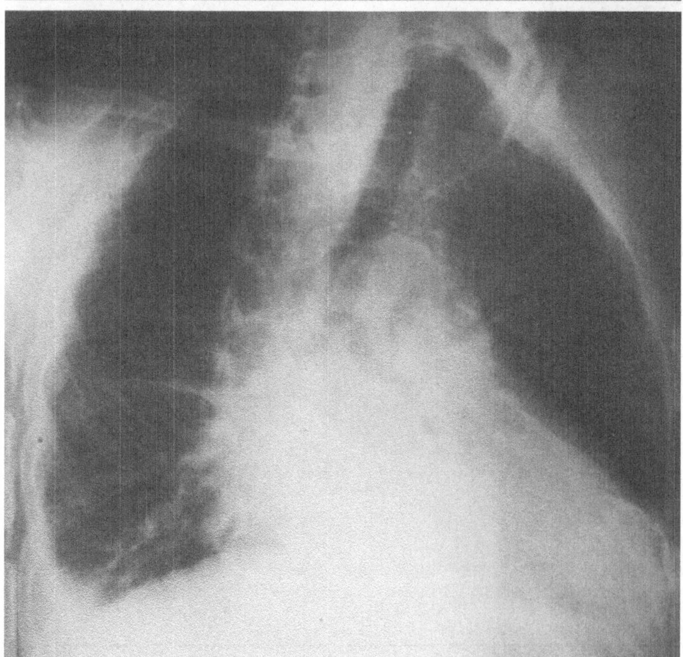

Abb. 7.33a, b. Patient mit vorausgegangenem Spitzeninfarkt (s. auch Abb. 5.9)

1) Der linke Ventrikel ist vergrößert und zeigt ein charakteristisches Zeichen. Welches?
2) Zeigen die Lungen Stauungszeichen?
3) Wie lautet die Diagnose?

Antworten

1) Im Spitzenbereich besteht eine bogige Verkalkung, die dem Rand eines Aneurysmasackes folgt (besser in vorderer schrägrechter Projektion sichtbar) (s. S. 86).
2) Es besteht eine venöse Lungenstauung mit leichtem interstitiellem Ödem, besser dorsal auf dem vorderen schrägrechten Bild zu erkennen. Gleichzeitig findet sich ein Pleuraerguß (s. S. 89).
3) Verkalktes Spitzenaneurysma; Lungenstauung (s. S. 90).

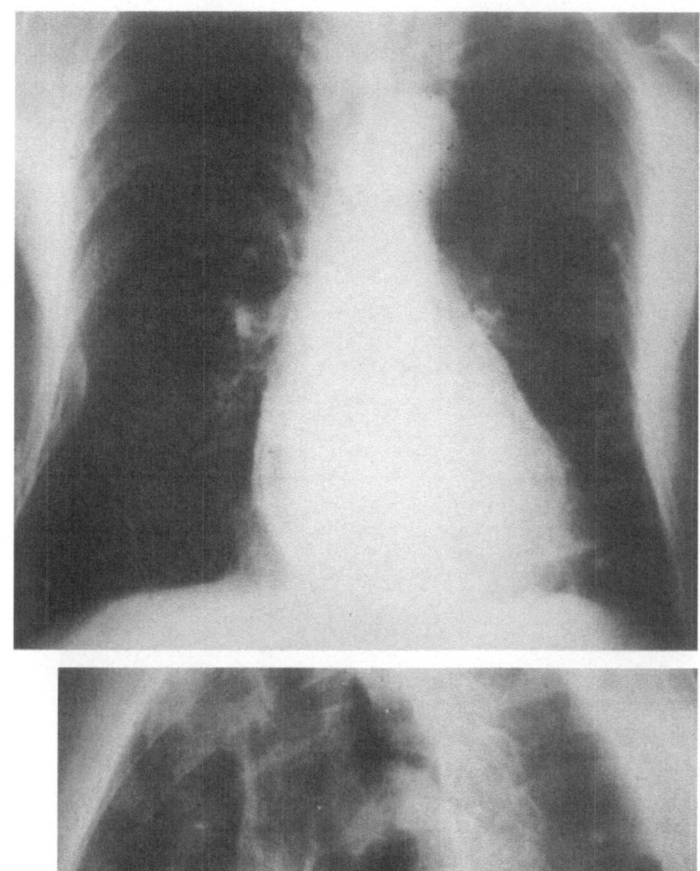

Abb. 7.34a–c. Legende und Antworten s.S.132

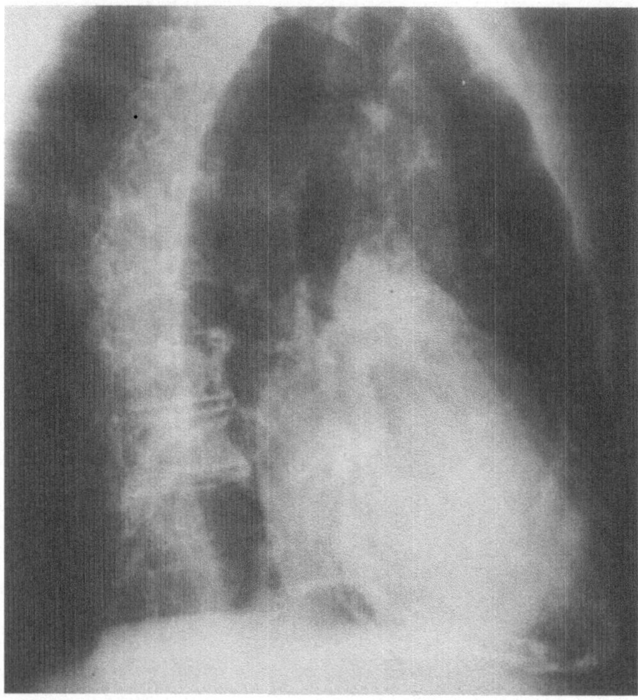

c

Abb. 7.34 a–c. Patient mit ausgedehnten Herzverkalkungen
(s. auch Abb. 5.5)

1) Auf dem dorsoventralen Bild sind Verkalkungen sichtbar.
   Warum wurden die 2 schrägen Projektionen angefertigt?
2) Auf welche Herzkammern erstrecken sich die Verkalkungen?
3) Warum durchleuchtet man diese Patienten?

Antworten

1) Um die Verkalkungen möglichst genau lokalisieren zu können. Ausdehnung und periphere Lokalisation der Verkalkungen deuten auf den perikardialen Sitz (s. S. 81).
2) Vor allem am rechten Ventrikel und Vorhof, aber auch inferior bis zur Herzspitze des
   linken Ventrikels (s. S. 82).
3) Um die Beweglichkeit der diversen Verkalkungen festzustellen (s. S. 82).

N. Bogunovic, H. Mannebach, H. Ohlmeier,
Herzzentrum Nordrhein-Westfalen,
Bad Oeynhausen

Atlas der Farbdoppler-echokardiographie

Synopsis der nichtinvasiven Kardiologie

1988. 800 meist farbige Abbildungen, 1 Falttafel.
XI, 311 Seiten. Gebunden DM 290,-.
ISBN 3-540-17639-X

In diesem Atlas wird erstmalig in deutscher
Sprache die neue Methode der Farbdoppler-
echokardiographie und deren Beitrag zur
Diagnostik kardiologischer Krankheitsbilder
zusammenhängend dargestellt. Neben einfüh-
renden Kapiteln in die Methodik wird anhand
von Kasuistiken eine synoptische Darstellung
der echographischen Befunde mit konventionellen, nicht invasiven Methoden gegeben.
Der methodische Teil des Buches enthält eine
ausführliche Darstellung des normalen Blutstro-
mes im Herzen und in den großen Gefäßen
einschließlich wichtiger echokardiographischer
Phänomene.
Im klinischen Teil wird auf jeweils einer
Doppelseite das geamte Spektrum nichtinvasi-
ver Befunde bei den einzelnen Krankheitsbil-
dern dargestellt. Neben angeborenen und
erworbenen Vitien und Kardiomyopathien
werden auch normale und pathologische
Befunde nach prothetischem Klappenersatz
ausführlich beschrieben sowie Komplikationen
bei koronarer Herzkrankheit und Tumoren des
Herzens diskutiert.

Springer-Verlag Berlin
Heidelberg New York London
Paris Tokyo Hong Kong

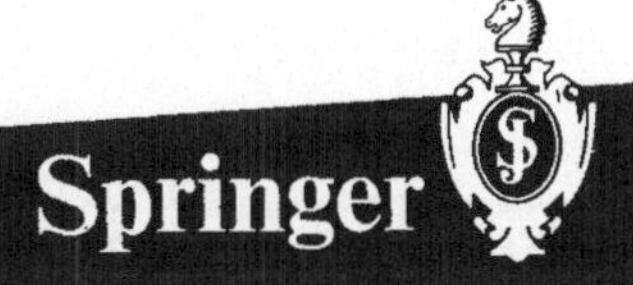

H. Mannebach, Bad Oeynhausen

Hundert Jahre Herzgeschichte

Entwicklung der Kardiologie 1887–1987

1988. 56 Abbildungen. X, 229 Seiten.
Gebunden DM 40,–. ISBN 3-540-19299-9

Der Autor, Oberarzt am Herzzentrum Nordrhein-Westfalen, macht in diesem Buch die Entwicklung der Kardiologie in den letzten 100 Jahren vor dem Hintergrund der jeweiligen Zeitgeschichte lebendig. Behandelt werden die Geschichte der Elektrokardiographie und ihr Einfluß auf die Etablierung der Kardiologie als eigenes Teilgebiet der inneren Medizin, die Einführung der nichtinvasiven und invasiven Diagnoseverfahren, die Geschichte der Herzchirurgie, die Entwicklung neuer herzwirksamer Medikamente und schließlich die Anfänge der interventiven Kardiologie. Ärzte und interessierte Laien erfahren so von den Wegen und Irrwegen, Konflikten und Fortschritten bei der Erforschung des menschlichen Herzens und der Behandlung seiner Krankheiten und erhalten damit auch einen Einblick in die Bedingungen des medizinischen Fortschritts allgemein.

Springer-Verlag Berlin
Heidelberg New York London
Paris Tokyo Hong Kong

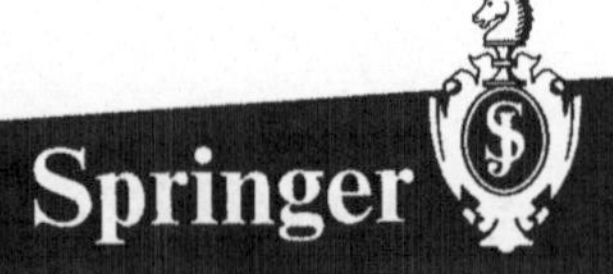